KB271620

아이를 살리는 음식
아이를 해치는 음식

아이를 살리는 음식 아이를 해치는 음식

지은이 남기선 · 허계영 · 김경민
펴낸이 안용백
펴낸곳 (주)넥서스

초판 1쇄 발행 2014년 11월 30일
초판 2쇄 발행 2014년 12월 5일

출판신고 1992년 4월 3일 제311-2002-2호
121-893 서울시 마포구 양화로 8길 24
Tel (02)330-5500 Fax (02)330-5555
ISBN 979-11-5752-144-9 13510

저자와 출판사의 허락 없이 내용의 일부를
인용하거나 발췌하는 것을 금합니다.
저자와의 협의에 따라서 인지는 붙이지 않습니다.

가격은 뒤표지에 있습니다.
잘못 만들어진 책은 구입처에서 바꾸어 드립니다.

www.nexusbook.com
넥서스BOOKS는 (주)넥서스의 실용 브랜드입니다.

아이를 살리는 음식 아이를 해치는 음식

남기선·허계영·김경민 지음

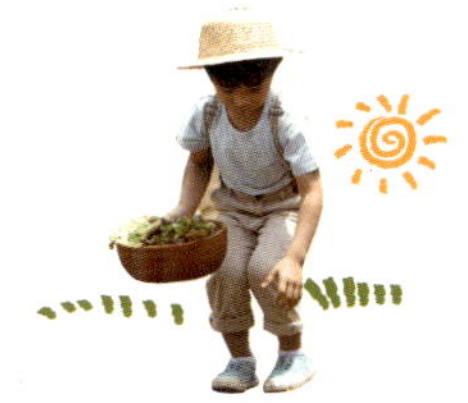

넥서스BOOKS

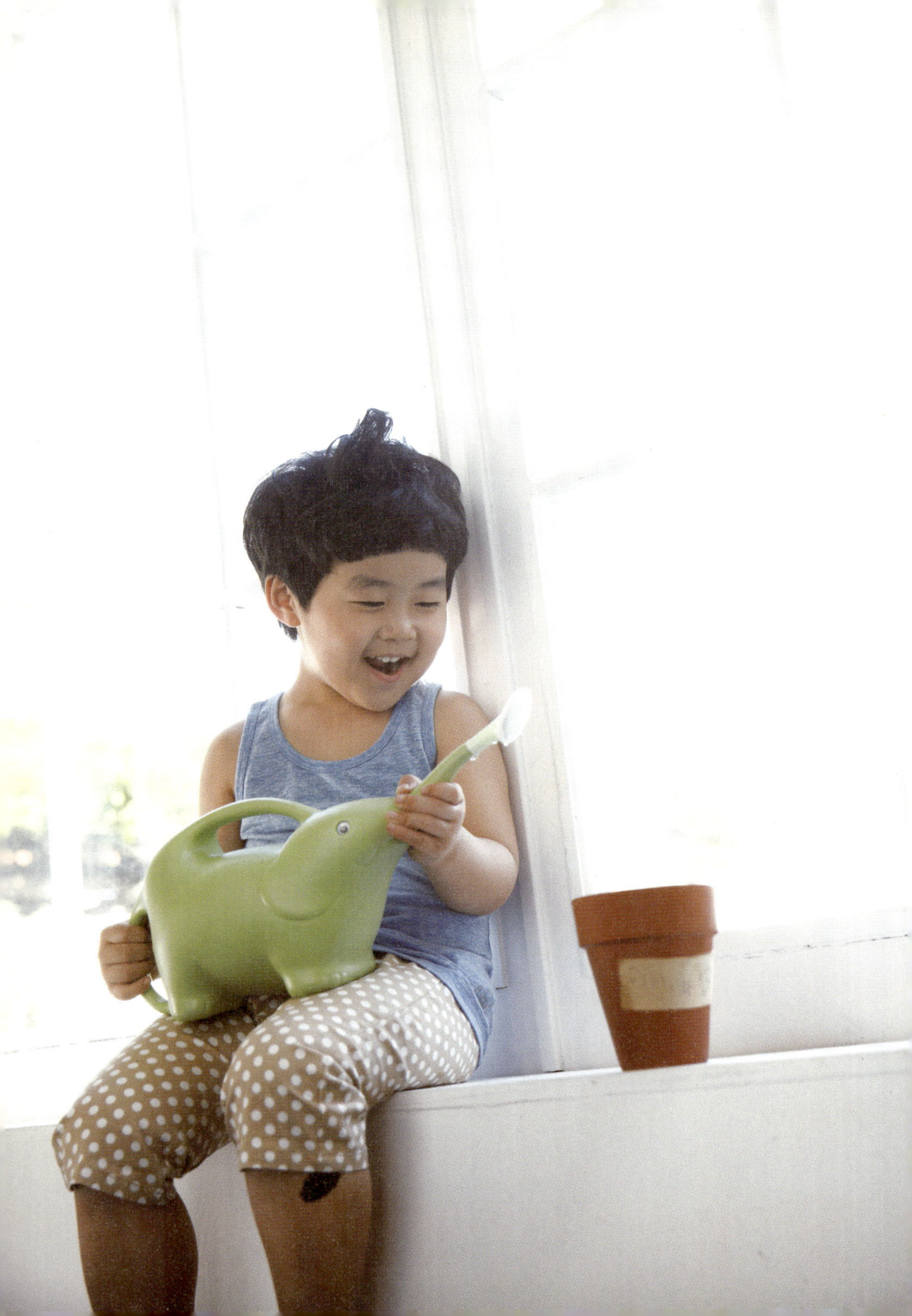

"똑똑한 아이로 자라면 좋겠어요."
"무엇보다 건강이 중요하죠."
"리더십이 있어야 하는 것 아닌가요?"
"창의적인 영재를 원해요."
"마음이 바르고 관계와 소통을 잘하는 아이가 좋지요."

각기 표현은 다르지만 내 아이를 건강하고 훌륭하게 키우고 싶은 마음은 모두 같습니다. 그래서 엄마들은 아이들의 평생 교육 플랜을 꼼꼼히 짭니다. 엄마들의 이런 마음은 때때로 도가 지나쳐 유아기뿐 아니라 초 · 중 · 고등학교, 대학교, 심지어 군대나 직장 생활까지도 관여합니다. 그러나 이렇게 소중한 내 아이가 하루 종일 어떤 음식을 어떻게 먹는지는 별로 관심이 없는 엄마들이 의외로 많습니다.

갓 태어난 새끼 거위는 처음 본 대상이 누구든 '각인 효과'때문에 그 대상을 엄마로 알고 따라다닙니다. 입맛에도 이런 각인 효과가 있습니다. 엄마 젖을 떼면서 맛보기 시작한 이유식부터 시작해서 사춘기까지 먹었던 음식이 평생의 입맛과 식습관을 결정하는 것이지요. 어린 시절, 흑인 빈민 구역에서 성장했던 클린턴은 어릴 적 먹었던 길거리 햄버거와 감자 칩, 콜라 맛을 잊지 못해 후일 대통령이 된 후에도 종종 보좌관을 시켜 사오게 했다고 합니다.

유아기 영양과 식생활에 관한 지침서인 이 책은 유아들을 위한 책이 아닙니다. 아이들의 식생활을 책임지는 엄마들을 위한 책이지요. 주변에서 자녀가 편식을 한다고 걱정하는 엄마들을 자주 봅니다. 그런데 편식은 아이를 탓할 문제가 아닙니다. 아이들은 음식에 대한 선택권이 거의 없을뿐더러 문제의 식습관은 바로 식품의 선택, 구매, 보관, 조리 및 식사 등 식생활의 전 과정을 담당하는 엄마에게 달려 있기 때문입니다. 이 말은 곧 자녀의 평생 식습관과 그로 인한 건강이 철저히 '엄마 책임'이라는 뜻이기도 합니다.

부모는 아이의 롤 모델입니다. 부모를 흉내 내고 닮아 가는 중에 자연스럽게 식습관이 형성되므로, 부모 먼저 식생활에 대하여 잘 알아야 하고 끊임없이 신경을 써야 합니다. 본문에는 엄마 혹은 부모라고 통칭하였으나 이 호칭은 부모님뿐만이 아니라 보육 시설의 선생님을 포함하여 조부모님 등 아이를 돌보는 데 관여하는 모든 사람을 의미합니다.

'We are what we eat.'이라는 말이 있습니다. '우리가 먹는 음식이 바로 우리가 된다.'라고 해석할 수 있겠지요. 여기에서 'We'는 우리의 육체만을 가리키지 않습니다. 우리가 먹는 음식은 몸만 만드는 것이 아니라, 정신과 마음에까지 영향을 미칩니다. 부모님들이 바라는 똑똑한 아이, 창의적인 아이, 마음이 바른 아이, 관계와 소통을 잘하는 아이, 전인적(全人的)으로 건강한 아이로 자라게 하려면, 그런 것이 담긴 음식을 먹고 자라게 해야 합니다. 아이를 위해 좋은 학원 정보를 찾기에 앞서, 사랑과 정성이 듬뿍 담긴 '엄마표 음식'과 음식에 대한 바른 생각, 즐겁고 행복한 식사 시간을 마련해 주는 엄마가 될 때 몸과 마음 모두가 건강한 아이로 자랄 것입니다.

자녀에게 어떤 음식을 어떻게 해 줘야 할지 모르겠다는 초보 엄마에게, 또는 세상에 넘치는 영양 정보 중에서 옥석을 가리는 지혜가 필요한 분들에게 이 책이 도움이 되기를 바랍니다.

끝으로 우리 아이들의 예쁘고 밝은 모습을 책에 담을 수 있도록 허락해 주신 부모님들과 풀무원 식생활연구실, 바른 먹거리 캠페인 관계자 여러분, 넥서스 편집부에 감사드립니다.

내 아이를 위한 평생 '건강 보험'이 되어 줄 바른 먹거리와 즐거운 식사 시간! 사랑과 나눔을 배우는 행복한 식탁으로 아이들의 미래가 놀라운 탐험과 즐거움으로 가득한 여정이 되기를 바랍니다.

남기선·허계영·김경민

Contents

PART 4 건강한 밥상, 장보기에서 시작된다

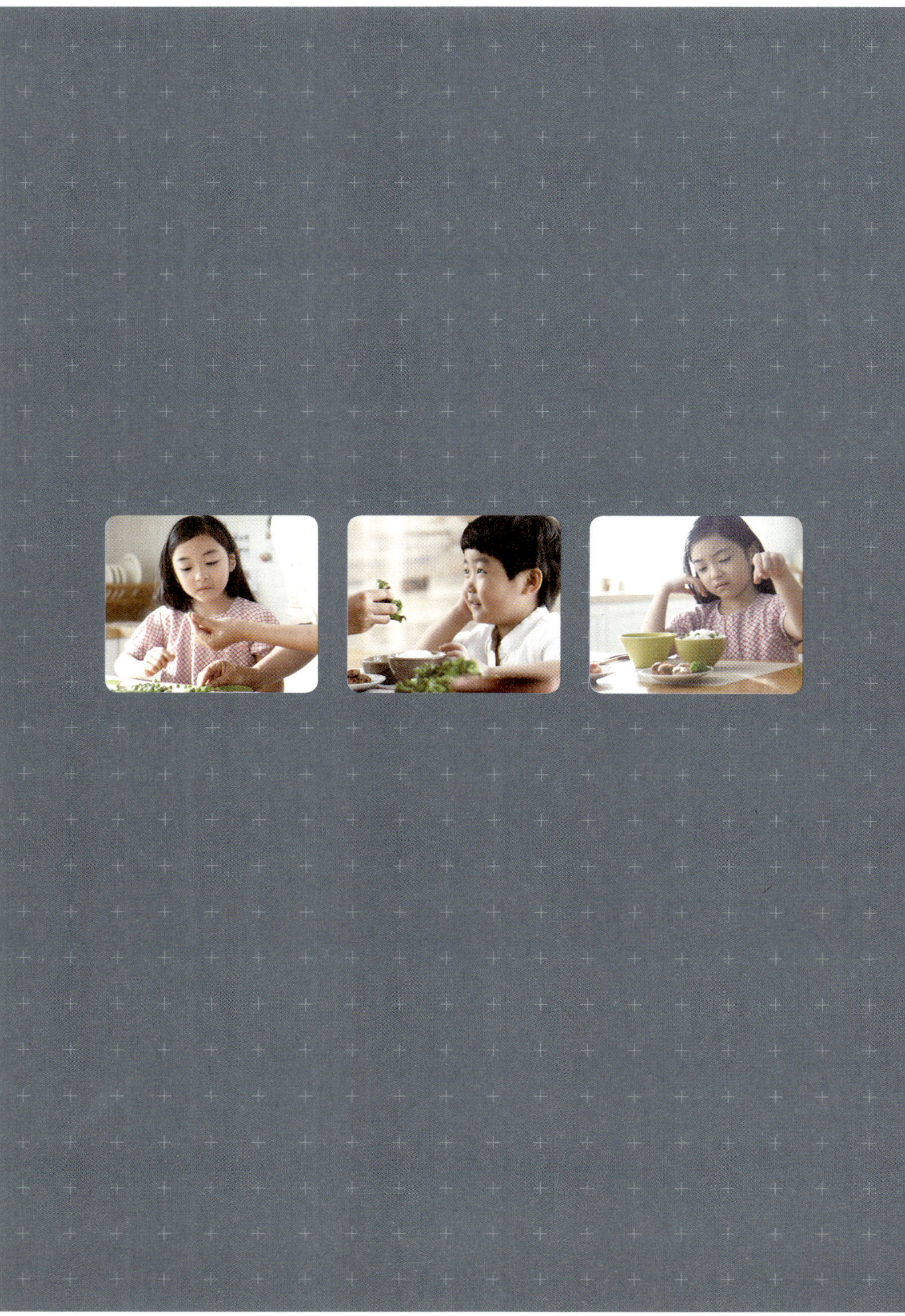

PART 1

아이 식습관, 지금 바꾸지 않으면 평생 후회한다

어릴 때부터 여러 가지 건강한 음식에 맛을 들이면
성인이 되어서도 자연의 맛을 더 즐기게 되고, 규칙적인 식사 습관을 들이면
쓸데없는 간식을 멀리 하기 때문에 비만을 예방할 수 있다.
'무엇을, 어떻게 먹느냐' 하는 아이의 식습관은
결코 경시할 수 없는 중요한 사안이다

엄마가 아이들에게 줄 수 있는 가장 큰 선물은
돈도, 부도, 명예도 아니다.
아이가 평생 튼튼하게 살 수 있는 건강한 식습관이다.

엄마가 길을 잃고 헤매고 있다

지금 먹는 음식이 아이의 미래를 만든다

엄마는 아이에게 최고의 것만 주고 싶어 한다. 일부러 아이에게 나쁜 것을 주고 싶어 하는 엄마는 없다. 최선을 다해 재료를 선별하고, 요리하고, 밥을 먹이려고 하지만, 아이들은 요리조리 피하고, 떼쓰고, 먹지 않으려고 한다. 엄마들은 통제되지 않는 아이들 때문에 당황한 채 어떻게 해야 할지 몰라 허둥대거나 화를 내며 억지로 밥을 먹이기도 한다. 아이들과의 음식 전쟁에서 지친 엄마들은 결국 아이들이 먹으려고 하는 음식 위주로 요리하거나 '이 정도는 괜찮겠지.'라는 생각에 손쉽게 패스트푸드를 허락하고 만다.

그러나 이렇게 정립되지 않은 엄마의 음식관은 아이가 성인이 되었을 때 병에 걸릴 수 있는 토대를 다져 주는 것과 같다. 당장은 문제가 눈에 띄지 않을

지 모르지만, 지금의 식습관이 부메랑이 되어 아이에게 돌아올 것이다. 결국 부모 스스로 아이의 잠재적 병을 키워 주고 있는 것이다.

'You are what you eat.'이란 말이 있다. '우리가 먹는 음식이 우리 자신이 된다'라는 뜻이다. 건강한 음식을 먹으면 건강해지고, 건강하지 못한 음식을 먹으면 병에 걸리는 것은 너무도 자명한 일이다. 부모들은 아이들이 커 가는 과정에서 아플 때가 있는 것을 당연히 생각하지만, 이는 잘못된 생각이다. 건강하지 못한 음식을 먹는 아이들이 자주 아프고, 반복적으로 병에 걸린다.

불과 얼마 전까지만 해도 '성인병'이라고 부르던 고혈압, 당뇨병, 동맥 경화, 지방간, 암 등의 질환을 이제는 '생활 습관병'이라고 한다. 이런 질환의 주요 원인이 식사, 운동, 흡연, 스트레스 등 생활 습관에서 비롯되기 때문이다. 그런데 이 생활 습관이라는 것은 어른이 되어 갑자기 나타나지 않는다. 대개의 경우 어릴 때 형성되었던 식습관과 운동 습관이 유지되면서 평생의 건강을 좌우한다. 전문가들은 어른이 되어서 먹는 음식보다 태어나서 10년 이내에 먹는 음식이 평생의 건강을 좌우할 만큼 어릴 때의 식습관이 중요하다고 주장한다. 건강한 토양에서 농작물이 잘 자라고, 병약한 토양에서 자라난 곡식은 제대로 여물지도, 알차지도 않은 것과 같은 이치다.

어릴 때부터 여러 가지 건강한 음식에 맛을 들이면 성인이 되어서도 자연의 맛을 더 즐기게 되고, 규칙적인 식사 습관을 들이면 쓸데없는 간식을 멀리하기 때문에 비만을 예방할 수 있다. '무엇을, 어떻게 먹느냐' 하는 아이의 식습관은 결코 경시할 수 없는 중요한 사안이다.

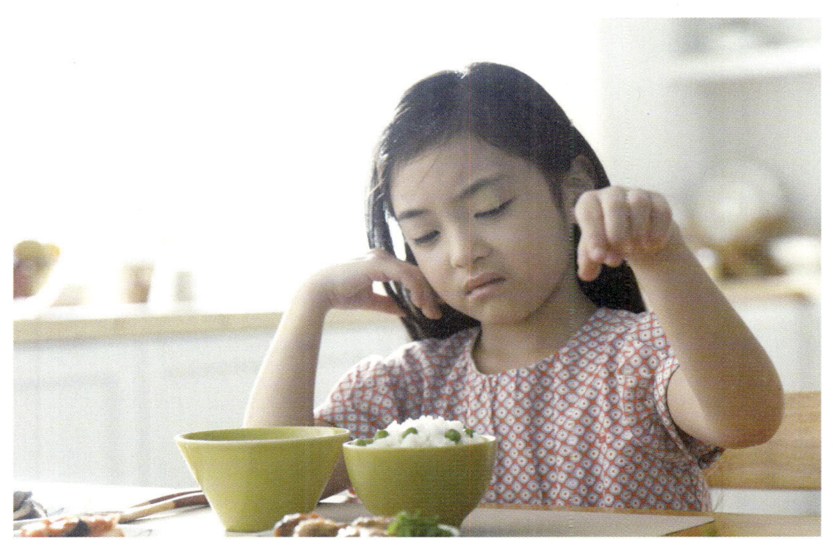

문제아는 없다. 문제 식습관만 있을 뿐

음식은 몸의 모든 곳에 영향을 미친다. 세포 조직과 건강하게 자랄 수 있는 면역 체계를 구축하고, 똑똑하고 정서적으로 안정된 두뇌를 만든다. 잘못된 식습관에 길들여진 아이들은 산만하고 난폭해진다는 연구 결과도 있다. 잘못된 식습관은 신체적 성장을 방해하고 지적, 정서적 불안을 만드는 것이다.

인류의 역사상 현대 사회만큼 먹거리가 풍족한 시대도 없었다. 농학, 유전 공학, 화학 공학, 식품 가공학, 식품 저장학 등의 발달로 인류는 그 어느 시대보다 풍부한 먹거리를 누리고 있다. 마트뿐만 아니라 어디를 가도 온갖 맛있는 냄새와 화려한 모양으로 치장된 먹음직한 음식들이 아이들을 유혹한다. 물론 전 지구촌의 절반이 아직도 굶주리고 있는 게 사실이지만, 이것은 지구

촌 식품의 양이 부족해서가 아니라 분배가 제대로 이루어지지 못해 생기는 문제다. 현재 지구에는 전 세계인이 충분히 먹고도 남을 풍성한 식품이 생산되고 있다.

그러나 과연 우리는 건강하게 식사하고 있을까? 혹시 자신도 모르게 아이들을 망치고 있는 것은 아닐까? 과거 인류 최대의 숙제였던 음식의 '양적' 문제는 해결되었지만, 현대의 풍족한 식품 환경 속에서 음식의 '질적' 문제는 오히려 훨씬 심각한 위기를 맞고 있다. 첨단 과학 기술은 더욱 편리하고, 맛있고, 보기 좋고, 값싸고, 배부른 음식을 만들고 있지만, 인류의 건강과 행복은 오히려 위협받고 있다.

부모라면 더 이상 간과해서는 안 된다. TV에서 그럴듯하게 광고하는 모습에 현혹되어서도, 다른 부모들도 다 그렇게 먹이니까 라며 동조해서도, 시간이 없으니까, 편리하니까, 맛있으니까, 아이가 좋아하니까 라고 변명을 늘어놓아서도 안 된다. 우리 아이들에게 신체적, 지적, 정서적 문제가 생긴 이후에도 여전히 그런 변명을 늘어놓을 수 있을까?

부모의 무관심과 무지, 의지 부족은 결국 자녀의 미래를 망친다. 자녀에게 보다 좋은 교육을 시키기 위해서라면 어떤 희생도 감수하는 우리나라 학부모들이 공부보다 훨씬 더 중요하고 기본적인 자녀의 건강에 직결되는 식습관에 대해서는 오히려 관심이 없다는 것은 심각한 문제다.

현대는 먹는 '양'보다 '질'이 중요한 시대다. 건강한 음식을 제대로 먹는 아이는 신체적으로 건강할뿐만 아니라 정서적으로도 안정적이고 두뇌 회전도 빠르다. 부모는 이 점을 명심해야 한다.

태어날 때부터 문제 식습관을 가지고 태어나는 아이는 없다. 성장 과정에서 부모가 아이를 그렇게 길렀기 때문에 문제 식습관을 가진 아이가 생기는 것이다. 자녀의 식습관 문제는 전적으로 부모 책임이다. 매일 치르는 아이와의 전쟁에 피곤하고 속상할 수도 있다. 포기하고 싶을 때도 있을 것이다. 그러나 인내와 끈기를 가지고 아이를 대하다 보면 결국 아이들도 부모의 진심에 따르게 될 것이다.

부모는 스승이자 탐정이어야 한다

아이의 건강은 아이가 먹는 음식과 관련이 깊다. 그러므로 엄마라면 평소 아이가 무엇을 먹는지, 편식하지 않는지 관심을 가지고 기억해야 한다. 영양의 편중 없이 골고루 먹는 아이라면 병치레 없이 무탈하게 자라겠지만, 그렇지 못한 아이는 자주 아플 수 있다. 그런데 평소 아이가 무엇을 먹는지 모른다면 치료가 엉뚱한 방향으로 흐를 수도 있다.

아무리 훌륭한 명의라도 정확한 정보 없이는 정확한 진단을 내릴 수 없다. 한류 열풍에 커다란 역할을 한 드라마 〈대장금〉을 보면 어린 세자가 쓰러지자 온 궁궐이 발칵 뒤집어지는 장면이 나온다. 어의와 의관들이 모두 모였지만 세자의 쓰러진 이유를 찾지 못해 치료조차 못한다. 극적으로 여주인공이 이유를 알아내 세자를 치료하자 왕이 어의에게 묻는다. "이렇게 쉽게 치료할 수 있으면서 왜 그동안 치료하지 못했는가?" 그러자 어의는 "이유를 알지 못하면 함부로 처방할 수도, 무엇을 처방해야 할지도 모르지만, 일단 그 연유를 알게 되면 치료법을 찾아내기는 쉽습니다."라고 답한다.

아이에게 피부염이 생겨 병원에 갔을 때 의사에게 아이가 설탕이 많이 들어간 음식을 즐겨 먹고, 우유는 전혀 마시지 않으며 계란이나 채소도 거의 먹지 않는다는 사실을 이야기하지 않는다면 의사는 아이의 피부염이 비오틴 부족에 의한 것이라는 정확한 진단을 하지 못한 채 단순히 '털옷 등 피부를 자극하는 옷을 입히지 말라.'는 충고와 함께 피부약 처방을 해 줄 수밖에 없을 것이다. 또 아이의 혀가 빨갛게 변하면서 아프다고 해서 병원에 갔을 때 아이가 비타민 B_2 함유 식품(우유나 유제품, 녹색 잎채소, 생선 등)을 거의 먹지 않는다는 이야기를 하지 않는다면, 의사는 아이의 증상이 단지 약물 부작용일 거라고 진단할 수 있다.

이처럼 부모라면 탐정이 되어 아이들이 무엇을 먹는지 주의 깊게 관찰해야 한다. 또한 부모는 아이들이 따라 배울 수 있는 좋은 스승이 되어야 한다. 부모는 마약과 담배는 몸에 나쁘다며 아이들이 절대 해서는 안 된다고 말한다. 어릴 때부터 그런 말을 듣고 자란 자녀들은 마약과 담배에 대해 부정적인 인식을 가지게 되고 자연스럽게 거부 반응을 느낄 것이다. 반대로 담배는 나쁘다고 말하면서 담배를 피우는 아빠의 자녀라면 담배는 나쁘긴 하지만 피워도 되는 것이라고 생각하게 될 것이다. 음식도 마찬가지다. 어릴 때부터 부모가 원칙을 가지고 지속적으로 이야기하고 건강한 먹을거리로 유도하면서 부모 자신이 모범을 보인다면 아이들도 자연스럽게 따라간다.

공자는 《논어》에서 '先行基言 以後從之(선행기언 이후종지)'라고 했다. '먼저 행동한 다음에 말하라'는 것이다. 아이에게 아무리 좋은 것을 들이밀며 잔소리를 해도 정작 부모가 이를 실천하지 않는다면 아이들은 당연히 반항하게 될 것이다. 아무리 어려도 볼 것은 다 보기 때문이다.

또 하나 생각해 보아야 할 것은 부모의 일관성이다. 부모는 커피의 카페인이 성장기의 뇌 발달에 나쁘다면서 아이가 못 먹게 막지만, 커피와 마찬가지로 카페인이 들어가 있는 콜라나 초콜릿은 먹게 하는 부모가 많다. 그런 식품에 카페인이 함유되어 있는지 잘 모르는 탓도 있고, 주변에서 모두 먹이기 때문에 안이하게 생각하는 탓도 있을 것이다. 그러나 이런 사소한 것들이 모여 아이의 식습관을 형성하는 것이다. 그러므로 부모는 일관성을 가지고 아이에게 올바른 식습관을 심어줄 수 있도록 노력해야 한다.

좋은 스승이자 가이드, 명탐정까지 되어야 하는 부모의 역할은 결코 쉽지 않다. 그러나 사랑스러운 자녀의 건강을 위한 일이라는 것을 기억한다면 보다 행복한 마음으로 부모의 역할을 해낼 수 있을 것이다.

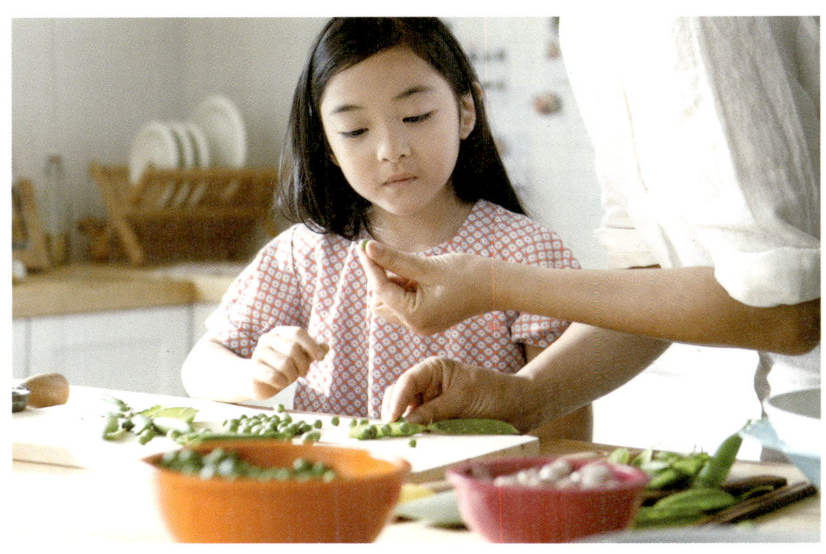

엄마가 아이에게 줄 수 있는 가장 큰 선물은?

아이와의 식사 시간은 마치 전쟁터를 방불케 한다. 한 숟가락이라도 더 먹이고 싶은 마음에 엄마는 아이를 따라다니며 승강이를 벌인다. 이렇게 삼시 세끼 난리를 치고 나면 엄마도 아이도 지친다. 어떻게든 먹어만 준다면 고마운 일이지만, 내미는 숟가락마다 거절할 때면 엄마의 속은 새카맣게 타들어 간다. 어떻게 해야 할지 몰라 주위에 의견을 구하지만, "지금은 잘 안 먹어도 나중에 크면 입맛도 변하고 다 먹게 된다. 크게 걱정하지 마라."는 답변을 듣기 일쑤다. 어릴 때의 식습관 형성이 나중에 어떤 영향을 미치는지 정확히 알지 못하는 엄마는 이 말에 위안을 받으며 "내가 너무 까다로운가 봐."라며 스스로를 위안한다.

그러나 이는 잘못된 것이다. 건강한 식습관 형성을 위한 훈련과 교육은 빠르면 빠를수록 좋다. 충격적일 수 있지만, 아이가 태어난 후에는 이미 늦을 수도 있다. 가임기 여성, 특히 임신 계획이 있는 예비 엄마라면 임신 전부터 몸을 관리해야 한다. 태아기 때 영양이 부족한 아이는 출생 후 이상 행동 장애나 성장 장애로 이어진다는 많은 보고가 있다. '엄마가 잘 먹지 못해도 태아는 엄마 뱃속에서 자기 필요한 것을 다 빨아 먹는다'는 속설이 있지만, 결코 사실이 아니다.

물론 태아가 자기 잇속을 먼저 챙기는 게 어느 정도 맞는 말이기는 하다. 태아가 자기 몸을 만들기 위해 인정사정없이 엄마의 뱃속에 있는 칼슘과 무기질, 비타민을 끌어가 엄마를 심각한 위험에 빠트리는 경우도 있지만, 그것도 한계가 있다. 모체의 영양소가 절대적으로 부족하면 태아 역시 영양이 부족해질 수밖에 없다. 모체와 태아는 공동 운명체인 것이다.

자신이 임신한 줄조차 모르는 임신 초기 엄마들이 있다 그러나 태아는 임신 초기부터 중요한 장기를 만들기 시작한다. 그러므로 임신은 계획적으로 이루어져야 하며, 임신 전부터 영양 관리에 신경을 써야 한다.

물론 임신했을 때 영양에 별 신경을 쓰지 못했다고 해서 포기할 필요는 없다. 내일보다는 오늘이, 내년보다는 올해가 더 빠르지 않은가? 지금부터라도 부모가 노력해 아이를 바른길로 인도한다면 분명 아이들은 부모의 사랑과 정성에 반응을 보일 것이다. 엄마가 아이들에게 줄 수 있는 가장 큰 선물은 돈도, 부도, 명예도 아니다. 아이가 평생을 병들지 않고 튼튼하게 살 수 있도록 해 주는 건강한 식습관이라는 사실을 잊지 말자.

식습관보다
아이의 **발달 심리**에 대한
이해가 먼저다

1~2세, 아이는 음식을 통해 독립심과 자의식을 키운다

부모들은 아이들이 무조건 많이, 잘 먹으면 된다고 생각한다. 그러나 아이들에게 식사란 단순한 영양 섭취만을 의미하지 않는다. 아이는 사랑과 관심이 어우러진 식사를 통해 영양소를 공급받을 뿐만 아니라 신체적, 정서적으로 안정감을 느끼고 건강하게 자란다. 또 식사는 성장 단계별 발달 과제를 성취할 수 있는 도구이기도 하다.

엄마들은 단순히 먹으라고 강요할 것이 아니라 아이의 발달 단계를 이해하고, 아이의 행동에서 아이의 마음을 읽을 수 있어야 한다. 그때서야 비로소 엄마의 짜증은 아이에 대한 자랑스러움으로, 엄마의 귀찮은 마음은 아이에 대한 대견함으로 바뀔 수 있을 것이다.

이제 막 걷기 시작한 만 1~2세의 아이들은 말보다는 몸으로 자신의 감정을 표현한다. 이때는 어금니가 나기 시작하면서 치아를 이용해 음식을 씹고 다지기 시작하는데, 이런 씹는 행위는 턱 근육을 발달시키고, 뇌를 자극하기 때문에 인지 기능을 높인다. 문제는 숟가락을 쥐기 시작한 아이들이 남의 도움 없이 스스로 먹겠다고 고집을 부리는 것이다. 음식이 여기저기 어질러지는 것은 물론 심하면 밥그릇을 엎기도 하고, 손도 옷도 엉망진창이 된다. 간혹 엄마들이 치우기 귀찮아 아이에게서 숟가락을 뺏어 떠먹여 주지만, 이는 아이의 독립심을 꺾는 행동이다. 아이들은 스스로 먹는 행동을 통해 열심히 자립심을 키우는 중이기 때문이다.

이즈음부터 아이들은 식품에 대해 '호불호'를 분명히 표현하기 시작한다. 그렇다고 아이가 일관성이 있는 것도 아니어서 언제 변덕을 부릴지 몰라 엄마는 골치가 아프다. 또 밥을 우유에 말아 먹거나 바나나를 토마토케첩에 찍어 먹는 등 기괴한 조합으로 음식을 먹기도 하며, 음식을 가지고 놀거나 던지기도 한다. 하지만 아이들은 이런 과정을 통해 자의식을 키우고, 음식을 만지면서 호기심과 모험심, 탐구력과 도전 정신, 창의력, 그리고 감성을 키운다.

엄마들이 모이면 우스갯소리로 하는 말이 있다. 아이들이 우유를 쏟았을 때 한국 엄마들은 "어휴, 어떻게 해! 또 일 저질렀구나!"라고 한숨을 쉬며 걸레를 들고 오지만, 외국 엄마들은 바닥에 쏟은 우유에 지도를 그리며 아이와 함께 논다는 것이다. 음식으로 장난을 쳐도 된다는 잘못된 인식을 심어 주는 것은 좋지 않지만, 무조건 "음식으로 장난치면 안 돼.'라고 야단치거나 윽박지르는 것도 곤란하다. 허용된 범위 내에서는 아이가 스스로 음식을 탐험하고, 시도하고, 즐길 수 있도록 허락해야 한다. 아이에게는 온 세상이 미지의 세계요, 탐험 대상이다. 때로는 손가락으로 음식을 집어 먹고 식탁을 엉망으로 만들 수도 있지만, 일단은 자유롭게 즐기도록 허용해야 한다. 아이의 옷이나 식탁이 지저분해지는 것이 스트레스가 된다면 아이에게 방수 턱받이를 채우고, 식탁 아래 예쁜 비닐을 깔아 주면 된다.

아이가 음식을 손과 손가락으로 집거나 컵을 들고 마시려고 애쓰는 것은 손의 근육과 신경을 발달시키고 있는 것이다. 손 근육이 덜 발달된 아이들은 음료를 쏟을 수 있으므로 19개월이 되기 전엔 뚜껑 있는 컵에 담아 주는 식으로, 엄마들은 아이들이 좀 더 편안한 환경에서 음식을 즐길 수 있도록 도와주는 보조 역할을 해 주면 된다.

또한 이 시기의 아이들은 인내심과 집중력에 한계가 있다. 그래서 식사 시간은 기껏해야 5~10분을 넘기지 못한다. 때로는 밥상을 떠났다가 다시 돌아와 먹기도 한다. 조리할 때나 상을 차릴 때 아이가 자꾸 옆에서 돕겠다고 나서면 빨리 주방 일을 끝내고 싶은 엄마로서는 귀찮을 수도 있다. 그러나 아무것도 할 수 없는 것처럼 보이는 나이에도 도울 수 있는 것이 있다면 돕도록 해야 한다. 가령 밀가루 반죽을 할 때 아이에게 물을 붓게 하거나 김밥을 쌀 때 재료를 하나씩 놓는 정도는 아이들도 충분히 할 수 있다. 아이는 이런 행동을 통해 남을 돕는 기쁨과 사회성을 키울 수 있다.

이 나이의 아이들은 자기 자신이 원하는 것에만 관심이 있고 다른 사람의 입장을 생각하지 못하지만, 부모나 형제의 행동을 따라 하며 모방을 통해 학습하는 때이기도 하므로 엄마가 올바른 식사 예절을 꾸준히 가르치면 조금씩 배워나가고 성장한다.

제1 반항기가 시작되는 미운 세 살, 필요한 것은 관심과 사랑이다

　　　　　　　　　　　　　과거보다 아이들이 빨리 성장하면서 사춘기도 빨라지고 있다. 아무리 그렇다고 해도 세 살에 사춘기가 찾아올까? 만 한 살부터 세 살까지의 아이들은 심리적으로 급성장하는 시기다. 이 시기를 자칫 '말 안 듣는 나이', '반항기', '일찍 온 사춘기'라고 하며 골치 아프게만 생각할 수 있으나, 아이들은 이때 '독립심'이라는 발달 과제를 성취하기 위하여 나름 노력하고 있음을 이해해야 한다.

　이 시기의 아이들은 한 가지 음식에 '꽂히면' 그것만 줄곧 찾다가도 변덕이 심해서 어제까지 좋아하던 음식을 오늘 갑자기 싫다고 하기 일쑤다. 또 이 시기 아이들은 "싫어!"란 말을 입에 달고 산다. 특히 밥 먹을 때 더 많은 문제를 일으킨다. 어떤 음식을 거부하거나 아니면 어떤 음식만 고집하는 행동을 통해 자신에게 '힘'이 있음을 부모에게 과시하고 싶어 한다. 음식을 먹고 싶거나 먹기 싫어서가 아니라 부모의 관심과 사랑을 받으려고 '일부러' 반항 행동을 하는 것이다. 엄마는 이를 단순히 식욕이 없거나 먹지 않는 것으로 이해해 영양 불량이 될까 걱정하고, 어떻게든 좋은 음식을 먹이려 아이와 싸우고 회유하고 야단을 치고, 화를 낸다.

　그러나 이 시기의 아이를 잘 관찰하면 새로운 음식에 관심을 보이기 시작하고, 어른이나 손위 형제를 따라 새로운 음식을 기꺼이 먹으며 어른을 기쁘게 해 주려고 하기도 한다. 식탁에 앉아 있는 시간도 10~15분으로 길어져 인내심과 집중력이 점차 발달된다. 여전히 식탁을 지저분하게 만들지만, 수저나 포크를 이용해 훨씬 더 단정하게 밥을 먹기도 하고, 뚜껑 없는 컵으로 내용물을 흘리지 않고 마시고, 스스로 컵에 음료를 따르려고 하는 등 근육과 신경이 보다 정교해졌음을 확인할 수 있다. 이 시기의 아이는 친구들과 같이 식사하는 것을 좋아하고, 식탁에서 가족과 대화하기 위해 애를 쓴다. 그러므로 식탁에서 아이가 그날 있었던 일을 얘기할 때는 적어도 1~2분간은 끊지 말고 들어주는 것이 좋다.

아이들은 이런 과정을 통해 상상력과 사회성을 키우며 건강한 식습관을 형성한다. 아이들이 포크를 기차로, 완두콩을 승객으로 상상하며 놀 때 부모는 아이의 상상력에 동참하고 격려해 주면서 식사 분위기를 보다 유쾌하게 만들 수 있어야 한다. 아이의 이런 상상력을 활용하면 보다 건강한 음식을 선택하도록 격려할 수도 있다.

가끔 한 가지 음식을 고집하거나 음식 선택에 대해 변덕을 부리는 등 걸음마기 때의 습관이 되살아나는 심리적 퇴행이 나타나기도 하지만, 이러한 현상은 일시적이어서 곧 사라지므로 아이가 퇴행을 보일 때에는 따뜻하게 관용해 주는 것이 좋다.

한때 순하고 사랑스럽고 해맑은 미소를 짓던 아이가 이 시기에 갑자기 고집불통이 되는 것은 그들이 부모를 떠나 스스로 개척해 나가야 할 앞날을 준비하기 위하여 자기 의견과 주장을 형성하는 단계이기 때문이다. 그러므로 부모들은 '미운 세 살'이 지극히 정상적이며 발달 과정에서 꼭 필요한 시기임을 인정하고 받아들여야 한다. 부모 눈에는 아직 어리기만 한 아이들이 이처럼 자립심을 키워 나가며 잘 성장하고 있다는 것을 오히려 대견스럽게 생각해야 할 것이다.

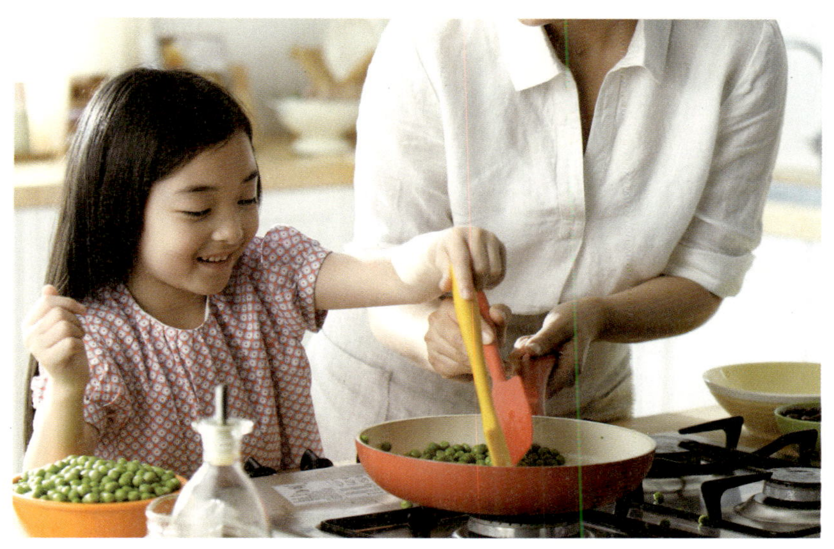

3~5세, 식사 준비 과정에 동참하는 아이들이 밥을 더 잘 먹는다

화분에 채소 키우기, 식단 짜기, 무게 재기, 채소 씻기, 요리하기, 상 차리기, 식탁에서 식구들에게 음식 나누어 주기 등 식사 준비의 모든 단계에 아이를 동참시킨다면 아이는 자기가 준비 과정에 참여했던 음식을 자랑스럽게 생각하면서 훨씬 더 잘 먹는 경향이 있다. 그럼에도 아이와 함께 장을 보러 가는 것은 부모로서는 썩 달갑지 않은 일이다. 끊임없이 뭘 사달라고 조르기도 하고 지루하다고 떼를 쓰거나 여기저기 뛰어다니기도 한다. 하지만 아이와 함께 식품을 구매하고 식사를 준비하는 과정은 살아 있는 영양 교육의 장이 될 수 있다. 그리고 아이는 자기가 직접 사온 식품과 자신이 한 요리에 대해 애정과 관심을 갖기 때문에 그 식품이 식탁에 올라왔을 때 훨씬 더 반가워하며 음식을 대한다.

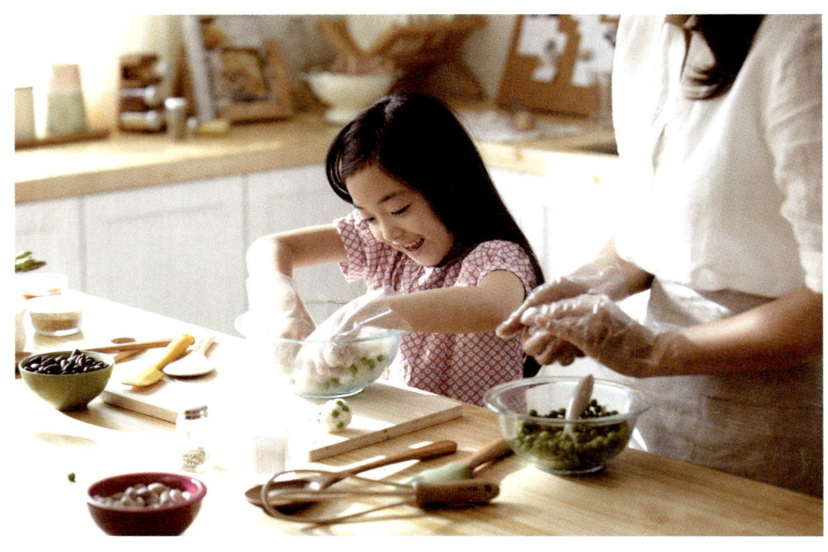

아이와 함께 즐겁게 장을 보기 위한 몇 가지 원칙이 있다. 부모나 아이 둘 다 배가 고프거나 피곤하지 않을 때 장을 보러 가야 한다. 아이들은 배가 고프면 짜증을 내고 잠이 오면 잠투정을 부린다. 그러므로 장을 보러 갈 때는 구매할 품목을 미리 작성하고 할인 쿠폰이 있다면 그것도 미리 순서대로 정리해 감으로써 무엇을 살까 고민하면서 여기저기 헤매는 시간을 줄이는 것이 좋다.

카트에서 일어서지 않기, 사탕 사 달라고 조르지 않기 등 아이와 미리 약속해 두는 것이 좋다. 그리고 그 약속을 잘 지켰다면 반드시 칭찬해 준다. 아이들은 엄마의 칭찬에 약하다. 야단치는 것보다는 칭찬이 아이를 좋은 방향으로 이끄는 길라잡이가 될 수 있다. 또 장보는 동안 아이가 가지고 놀 수 있는 장난감을 몇 개 챙기는 것도 좋은 방법이다.

마트에서는 아이가 카트에 실려 밀려다니는 것이 아니라 자신도 함께 장을 보고 있다는 만족감을 아이에게 줄 수 있어야 한다. 구매할 식품을 찾을 때 아이에게 도와 달라고 하면 아이의 지루함도 덜고 부모를 도왔다는 보람도 느끼게 될 것이다. 학령 전 아동이라면 숫자나 글씨 혹은 색깔 찾기 등 학습 게임을 하면서 장을 보는 것도 좋다. 식품을 고를 때마다 바다에서 난 것인지 땅에서 난 것인지, 열매인지 뿌리인지, 우리 몸에 어떻게 좋은지 등 그 식품에 대해 아이에게 설명해 주면 호기심 많은 아이는 귀를 쫑긋 세울 것이고, 자신이 사 온 식품이 식탁에 올라온 것을 신기하게 생각할 것이다.

식사 준비에 아이를 동참시킨다면 더욱 좋다. 이는 근면성과 독립심, 성취감을 키워 주는 효과가 있다. 특히 학령 전기인 3~5세의 아이들은 상상력이 풍부하기 때문에 '어른들의 일'인 조리에 참여할 때 마치 자기가 어른이 된 듯 뿌듯해한다. 맞벌이라 바쁘다면 일요일은 아이와 함께 장을 보고 음식 만드는 날로 정해 아이와 함께 보내는 시간을 늘린다면 사람들에게 떠밀려 다녀야 하는 놀이 공원보다 훨씬 알찬 시간을 보낼 수 있을 것이다.

먹여야 한다는 강박 관념을 버려라

아이들은 먹는 것보다 노는 것을 더 좋아한다. 그래서 한참 놀이에 빠져 있을 때는 배가 고프다는 사실조차 잊어버린다. 실컷 놀고 나서 마침내 밥상에 앉았다 해도 고작해야 5~10분을 못 넘긴다. 길어야 15분 내외다. 또 아이는 어느 정도 배가 차면 음식을 가지고 놀거나 던지면서 식탁을 엉망으로 만든다. 아니면 그 외의 다른 방법으로 '난 식사에 더 이상 흥미가 없어요!'라는 메시지를 부모에게 보낸다. 아이가 이런 식으로 밥상을 떠나려 할 때에는 그냥 놓아주는 것이 현명하다. 왜냐하면 이 모든 행동이 아이가 이미 충분히 먹었다는 신호이기 때문이다. 어떤 아이들은 이렇게 밥상을 떠나 좀 놀다가는 다시 돌아와 먹기도 한다.

어른들은 음식이 있기 때문에, 맛있어 보이기 때문에, 남기기가 아까워서, 예의상 등의 이유로 배가 불러도 계속 먹는다. 그래서 결국 비만이 되기도 한다. 그러나 아이들은 어른과 달리 자연적인 '식욕 조절 능력'을 가지고 있어서 배가 고프면 먹고, 배가 부르면 먹는 것을 멈춘다. 아이의 이러한 천부적인 능력을 믿는 게 아이의 비만을 예방하는 방법이다. 부모는 반드시 먹여야 한다는 강박 관념을 버리고 자녀에게 "먹기 싫으면 그만 먹어!"라고 이야기할 수 있어야 한다.

그렇지만 아이가 비정상적으로 식욕이 없거나 식사량이 적다면 질병이나 정신적 스트레스가 있는지 의심해 볼 필요가 있다. 아이의 키와 몸무게가 또래와 비교해 정상이라면 별문제가 없지만, 연령에 비해 성장이 부진하다면 전문의를 찾아가 상담을 받는 것이 좋다. 아이가 정상적으로 성장하는지는 표준 성장 곡선을 보고 판단할 수 있다. 이 그래프를 보면 곡선 위에 작은 숫자가 있는데, 이는 백분위를 의미하는 것이다. 백분위란 쉽게 말하면 100명의 같은 연령의 아이들을 키 또는 몸무게 순서대로 작은 아이부터 줄을 세웠을 때 몇 번째에 해당되는가를 의미한다.

다음 페이지에 나오는 그래프를 보며 우리 아이의 키와 몸무게를 점검해 보자. 예를 들어서 만 3세 남아의 키가 97cm라면 백분위 75인 곡선에 해당된다. 그럼 이 아이는 같은 또래의 아이들 100명 중 75번째에 해당되는 키라고 해석하면 된다. 백분위 50이 중간 키이므로 이 아이는 중간보다는 좀 더 큰 것이다. 몸무게도 마찬가지 방법으로 평가할 수 있다. 이때 키와 몸무게의 백분위가 똑같이 75라면 별 문제될 게 없겠지만, 키의 백분위는 75인데, 몸무게의 백분위는 25라면 이 아이는 표준보다 말랐다고 평가할 수 있다. 반대로 키의 백분위는 25인데, 몸무게의 백분위는 75라면 이 아이는 표준보다 뚱뚱하다고 볼 수 있다.

대개는 만 2세 때의 백분위가 성장 후에도 지속되는 경향이 있다. 예를 들어 만 2세 때 키가 백분위 10이었다면 만 4세 이후에도 여전히 10일 가능성이 높다는 의미다.

아이가 백분위 50보다 매우 아래 또는 위에 있으면 주의 깊게 지속적으로 성장 곡선의 백분위를 관찰하여야 한다. 예를 들어 단 1서 무렵에는 40~50 백분위 정도의 성장률을 보이던 아이가 갑자기 2세 이후에 백분위 10 이하로 떨어졌다면 건강상의 문제가 있을 수도 있기 때문이다.

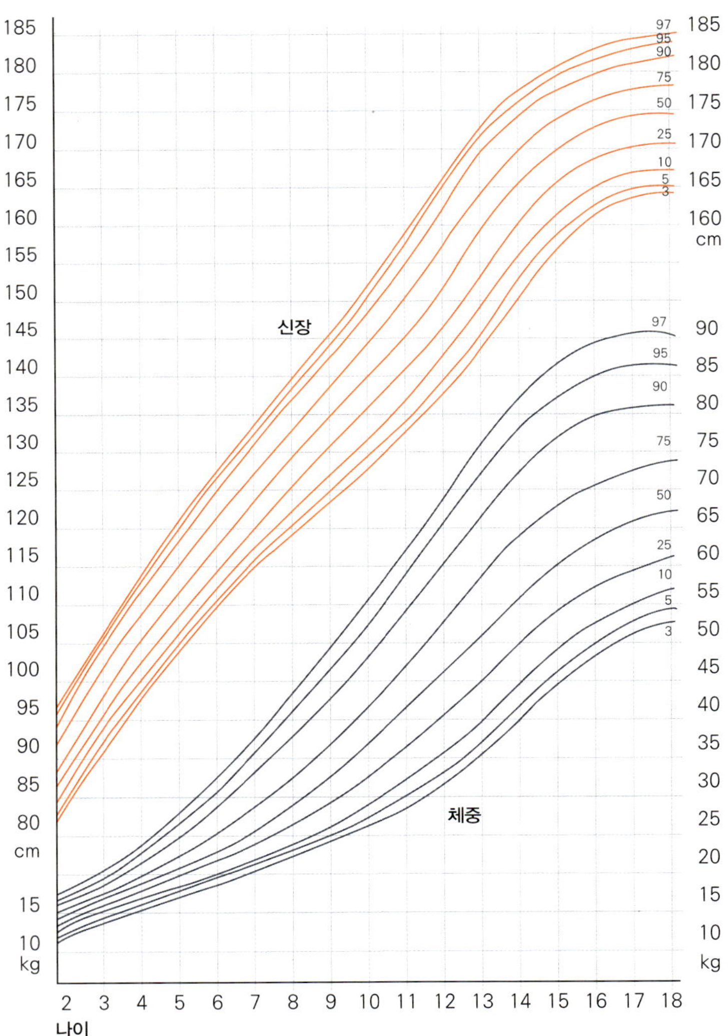

신장
체중
나이

〈여아 표준 성장 곡선〉

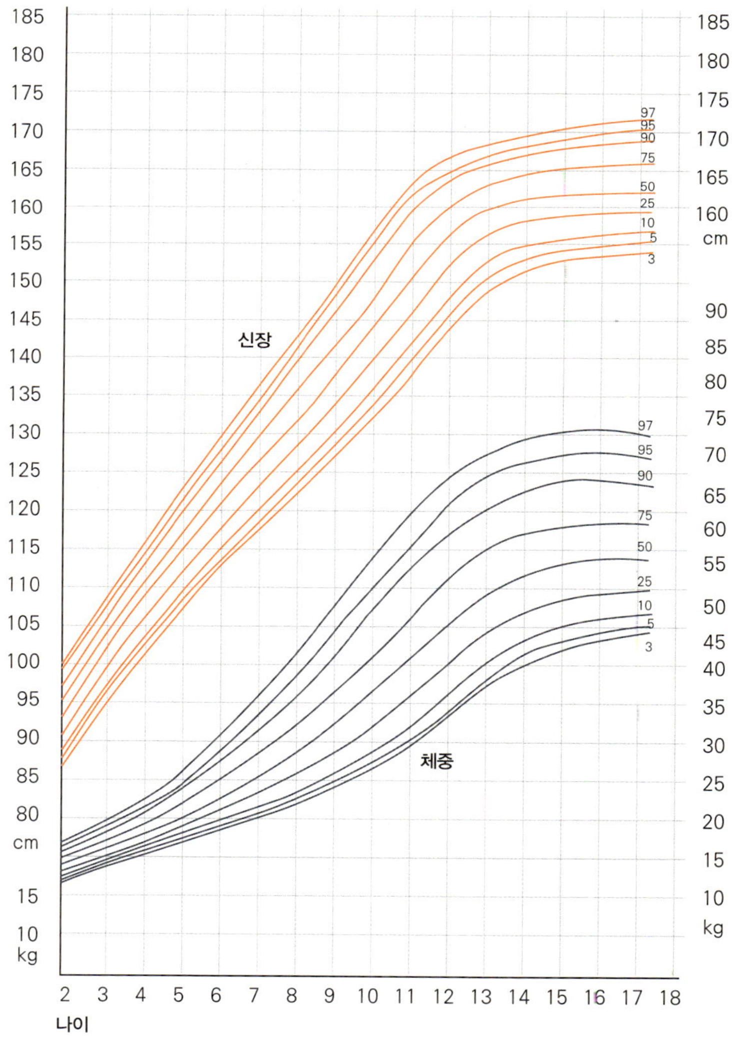

아이가 TV에 정신이 팔려 있을 때나 다른 놀이에 빠져 있을 때는 대개 밥을 먹는 데 관심이 없다. 이럴 때 엄마는 어떻게든 밥을 먹이기 위해 쟁반에 따로 밥을 차려 TV 앞에서 먹게 하기도 한다. 그러나 이런 행동이 반복되면 습관으로 굳어질 수 있다. 그러므로 '밥은 가족과 함께 식탁에서 먹는 것.'이라는 원칙을 분명히 지킬 필요가 있다.

'공복이 최고의 반찬'이라는 말이 있다. 자녀가 밥을 잘 먹길 원하면 먼저 아이가 배가 고파야 한다. 허기보다 더 좋은 반찬은 없다. 그러므로 노는 것이 먼저고, 식사가 나중이다. 아이들이 밖에서 신나게 놀고 있다면 식사 시간을 조금 미루도록 한다. 밥부터 먹고 놀게 한다면 아이들은 '빨리 먹고 놀아야지'라는 생각에 밥 먹는 동안 마음의 안정을 잃고 서두르게 된다. 하지만 재미있게 놀거나 흥미로운 활동을 하고 난 후라면 식사 시간을 보다 여유 있게 즐길 수 있다.

식사와 간식 시간을 일정하게 지키는, 규칙적인 생활 습관이 좋지만 시간을 지나치게 엄격하게 지키는 것은 오히려 아이에게 좋지 않은 영향을 줄 수 있다. 그러므로 어느 정도의 융통성을 발휘하도록 한다. 딱딱하고 차가운 사감 선생님 같은 엄마보다는 친구처럼 따뜻한 엄마가 아이의 정서에 좋다는 것을 기억하자.

대신 밥을 먹을 때는 엄마의 원칙이 세워져 있어야 한다. 아이가 TV에 빠져 있다면 TV를 우선 *끄는* 게 상책이다. TV는 가공식품을 현란하게 포장, 광고함으로써 아이들을 유혹한다. TV를 켜 둔 채 식사를 하면 아이들은 'TV 속 예쁜 아이들은 설탕 범벅이 된 무지개색 시리얼을 먹으며 행복해하고 있는데,

지금 나더러 이 된장찌개를 먹으란 말이에요?'라고 반항할 수도 있을 것이다.

또 TV를 보면서 식사하면 배가 부르다는 사실을 인지하지 못 한 채 계속 먹게 되어 과식을 하게 되고 비만이 되기 쉽다. 식사든 간식이든 먹을 때는 먹는 것에만 집중하는 것이 좋다. 그래야 음식 맛도 충분히 즐기고 음미하면서 음식에 대한 만족감을 얻을 수 있다. 그렇지 않고 다른 것에 정신이 분산되어 있으면 음식을 먹고도 만족감이 없고, 이러한 심리적인 허탈감을 '과식'으로 보상하려는 경향이 있다. 실제로 많은 비만인이 식사 때 TV를 보거나 음악을 듣거나 잡지, 신문을 본다는 연구 결과가 있다.

TV에서 한참 재미있는 프로그램이 나오고 있는데, 밥 먹으라고 아무리 외쳐도 아이는 식탁으로 달려오지 않을 것이다. 적어도 식사 시간 30분 전부터는 TV를 끄고 아이가 식사에 대해 여유롭게 마음의 준비를 하도록 해야 한다.

때론 엄마가 과감해질 필요가 있다

아이들이 흥미를 끌 수 있는 것을 활용하는 것도 좋은 방법이다. 식사 시 어린이용 식탁 의자를 마련해 주거나 어른용 의자에 두툼한 방석을 깔아 아이의 앉은 키를 식탁에 맞춘다. 만약 바닥에 앉아서 먹는 밥상이라면 아이가 좋아하는 무늬의 방석을 아이의 고정석에 놓아준다. 아이는 '내 것'에 대한 애착이 강하므로 '자기 것'이라는 징표가 될 만한 물건을 사용해 자리를 만들어 주면 식사 시간에 '자기 자리'로 달려올 것이다. 또 아이들은 상상력이 풍부해 사물을 의인화하는 경향이 강하여 인형이나 로봇 같은 장난감을 친구로 생각한다. 아이의 옆자리에 아이가 좋아하

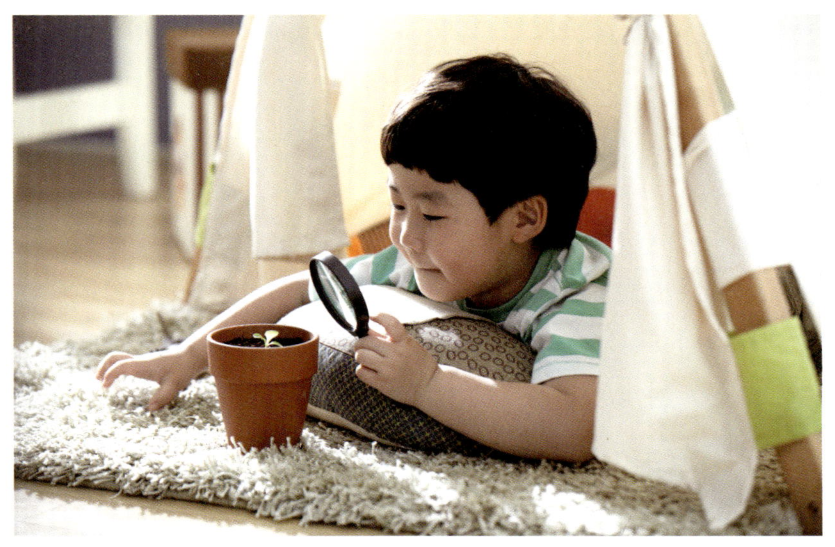

는 인형이나 로봇 자리를 마련해 자기가 한 번 떠먹고, 인형에게 한 번 떠먹여 주는 식으로 '놀이를 병행한 식사'가 된다면 아이가 밥상을 지킬 가능성은 더 커질 것이다.

또한 아이들은 어린이용 미니 식탁에 음식을 조금씩만 차려 주는 것을 더 좋아한다. 샌드위치도 다양한 모양으로 잘라 주고, 흔히 먹는 음식에도 재미있는 이름을 붙여 주면 훨씬 잘 먹는다. 또 다른 아이들과 함께 먹는 기회를 마련해 주면 평소보다 더 잘 먹는다. 특히 평소에 먹지 않던 음식을 친구가 거부감 없이 잘 먹는 걸 보면 아이는 그 음식에 대한 편견을 버리고 친구를 따라 먹기도 한다.

만약 아이가 돌아다니면서 먹거나 밥을 먹으라고 불러도 말을 듣지 않고 계속 딴 짓을 하면 가족 식사 시간이 끝나는 시점에 맞추어 가차 없이 바로 식탁을 정리한다. 그리고 다음 식사 시간이 되기 전까지 따로 밥을 차리지 않는다. 한 끼 정도 굶어도 아이에게 문제는 없다. 무조건 감싸고도는 것만이 아이를 위하는 것이 아니다. 아이를 진심으로 사랑하는 엄마라면 이런 과감한 결단도 필요하다. 그래야 아이는 '기회를 놓치면 밥을 못 먹는다'라는 사실을 깨닫고 식사 시간에 식탁으로 달려오게 될 것이다.

아이가 건강한 식습관을 몸에 익히도록 하기 위해서는 강요나 억압보다는 아이의 마음을 이해하고 식탁을 즐거운 자리, 호기심이 동하는 자리로 만드는 것이 중요하다. 아이를 단순히 통계 수치로 보아서는 곤란하다. 다른 아이들이 그렇다고 해서 내 아이도 그래야 하는 것은 아니다. 모든 아이들은 저마다의 독특한 개성이 있음을 인정하고 하나의 인격체로서 존중해야 한다. 엄마들은 아이로 하여금 무엇이든 잘 먹게 할 수 있는 '마술봉'을 원하지만, 유감스럽게도 그런 것은 없다. 내 아이가 무엇을 좋아하는지, 어떻게 하면 식탁에서 맛있게 식사할 수 있는지에 대한 관심과 고민이 아이를 바른 방향으로 이끌 수 있을 것이다.

03

부모의 **원칙**이 아이의 **바른** **식습관**을 기른다

엄마가 아이의 식욕 조절 능력을 망치고 있다

우리 몸은 문명의 발달과 더불어 하루 세 번의 식사에 적응해 왔다. 구석기 시대의 원시인들은 과일을 따 먹고 사냥으로 끼니를 해결하였기에 규칙적인 식사가 힘들었겠지만, 인류가 농지를 개간하고 농작물을 재배하고 정착하면서부터는 규칙적으로 배고픔을 해결했을 것으로 생각된다.

생리학적으로 음식물이 위에 들어가 십이지장으로 배출되기까지는 섭취한 음식 종류에 따라 다르지만 약 3~6시간 정도 걸린다. 위에서 소화된 음식이 장으로 내려가고 위가 비면서 혈당이 저하되면 배고픔을 느끼게 된다. 우리의 몸은 언제 음식물이 들어오는지 기억을 하고 있어 불규칙하게 음식물이 들어오면 영양분을 저장하려는 경향을 갖게 된다. 수입이 일정치 않은 가정

일수록 만일의 경우를 대비해서 저축을 하려는 것과 마찬가지다. 불규칙적으로 식사를 하게 되면 비만에 걸릴 확률이 커지는 것은 생명을 유지하려는 몸의 본능이 알아서 작동되기 때문이다. 다이어트를 할 때 세 끼를 꼬박꼬박 챙겨 먹어야 요요 현상이 생기지 않는다고 하는 이유도 여기에 있다.

식사나 간식 시간을 정해 놓고 꾸준히 그 시간에 맞춰 음식을 규칙적으로 제공하면 아이가 스스로 식욕을 조절할 수 있는 능력과 정서적 안정감을 갖는다. 오후 3시를 '간식 먹는 시간'으로 정해 놓는다면 아이는 그 습관에 곧 익숙해져 생활에 리듬을 갖게 되는 것이다. 엄마가 들쑥날쑥 식사 시간을 지켜 주지 않고 되는 대로 간식을 먹인다면 아이는 이런 생활 리듬과 조절 능력을 상실하게 된다. 엄마 눈에는 아이들이 한없이 어리게만 보이지만, 아이들은 이런 규칙적인 식사 시간을 통해 식사에 대한 습관을 배우고 이해한다. 또한 간식을 식사 시간과 가깝게만 하지 않는다면 아이들은 새로운 음식 먹기를 두려워하지 않을 것이다.

아이가 규칙적인 식사 습관을 들이려면, 부모가 가능한 한 아이와 함께 식사하는 것이 좋다. 특히 텔레비전이나 휴대 전화 등은 끄고 식사와 서로에 관심을 기울이고 집중할 수 있도록 해야 한다. 그래야 식사 시간이 편안하고 행복하며, 사회성을 키우는 시간이 될 수 있다. 그렇게 되면 식사 시간이 무엇보다 기다려지는, 행복한 시간으로 여겨지게 될 것이다.

식사하는 시간은 짧더라도 시작해서 끝날 때까지 일정한 시간을 갖는 것이 좋다. 그리고 아이들이 더 이상 먹는 것에 흥미를 보이지 않는다면 그만 먹게 하는 것이 바람직하다. 규칙적인 식사 시간을 가지려는 노력도 중요하지만, 어느 정도는 융통성을 발휘해 아이들의 요구에 귀기울여 줄 필요가 있다.

아이가 너무 배고파 할 때 적은 양의 간식을 먹게 하는 것 역시 아이들이 배고픈 것과 배부른 것을 알게 하는 방법이 된다.

식사는 늘 실전이다. 아이에게 좋은 식습관을 길러 주는 데 '열려라 참깨!' 같은 직통 코스는 없다. 오늘 안 된다면 내일도 안 된다. 좋은 식습관은 그저 매일매일, 한 끼 한 끼의 건강한 식사를 하면서 기를 수밖에 없다. 이런 매일의 성공적인 실전 경험이 나중에 아이가 자라나게 되었을 때 스스로 건강한 음식을 선택할 수 있는 분별력과 의지력을 갖추게 해 준다.

부모는 군림하되 통치하지 않는다

음식과 관련된 갈등은 대개 2~3세부터 시작된다. 이때가 아이의 독립심이 발달되는 시기이기 때문이다. 부모는 자신이 아이에게 어떤 음식이 좋은지 잘 알고 있다고 생각하기 때문에 아이의 식습관을 통제하고, 아이는 발달 단계에 따라 자신의 독립심을 나타내려 하면서 갈등이 시작된다. 이때 일방적으로 부모의 주장만 계속하면 아이는 자기 스스로 식사하는 능력과 자신의 기호를 스스로 결정하는 능력을 개발할 수 없게 된다.

전통적으로 부모는 자녀에게 어떤 음식을 제공할지, 무엇을 아이 몸에 들여보내고 어떤 것은 들어가지 못하게 해야 할지 결정하는 문지기 역할을 해 왔다. 그러나 정작 음식을 실제로 먹을지 말지의 결정은 아이 스스로 하도록 해야 한다. 많은 부모가 아이들에게 새로운 음식을 먹일 때 설득하거나 강요해야 한다고 오해하고 있지만, 사실은 정반대다. 아이들이 새로운 음식 먹기를 시도할 때 강요당하거나 보상을 받는다면 그 음식을 좋아할 가능성은 오히려 줄어든다. 반대로 먹을지 말지를 스스로 결정하면 그 음식을 더 좋아하게 되는 경향이 강하다. 또한 아이가 좋아하는 음식을 억지로 제제하면 그 음식에 대한 아이의 애착은 더 강해진다. 문지기들은 자녀가 보다 영양적이고 건강한 식습관을 갖도록 영양 밀도가 높으면서 맛있는 음식을 제공하는 데까지만 책임이 있다. 그 다음 제공된 음식을 먹을 책임은 전적으로 아이 자신에게 있는 것이다. 노련한 문지기는 결코 집안일에 간섭하지 않는 법이다.

소비 지향적인 현대 사회에서는 보통 가족의 음식 선택에 자녀가 가장 큰 영향력을 행사한다. 집에서 식사 준비를 할 때도 아이가 좋아하는 메뉴 위주로 결정하게 되고, 외식할 때도 자녀가 원하는 패스트푸드 식당에 간다. 장을 볼 때도 어떤 식품을 고를 것인지 주로 자녀의 기호에 맞추게 되는 등 가족 식생활에 아이들의 비중이 점점 더 커지고 있다. 하지만 아무리 세태가 이렇다 하더라도 자녀가 건강에 좋은 식품을 선택할 수 있도록 지도해 줄 책임은 여전히 부모에게 있다.

영양적인 음식을 제공하되 아이 스스로 어떤 종류를 얼마나 먹을 것인가를 선택하도록 자유를 주어야 한다. 같은 이유로 아이에게 음식을 억지로 먹이지 말아야 한다. 억지로 음식을 먹이면 그 음식에 대해 거부감을 느낄 수 있다. 아침을 부족하게 먹었다면 점심이나 저녁에 좀 더 많이 먹을 수 있다. 한 끼 식사량에 너무 예민하게 신경 쓰지 않는다. 식사량은 하루 단위로 점검해도 크게 문제되지 않는다. 또 한 끼에 너무 여러 가지 음식을 모두 먹이려는 강박관념을 가질 필요도 없다. 하루에 걸쳐 다양한 음식을 먹는다면 그것으로 족하다. 그렇게 식습관을 들이다 보면 아이들은 다양한 음식 맛을 점차 즐기게 될 것이다.

아이에게 먹을 것인가 말 것인가를 결정할 자율권을 주라고 했지만, 아이에게 지나친 자유를 주는 것이 역효과인 경우도 있다. 예를 들어 식사나 간식으로 무엇을 먹을지 아이에게 고르게 할 경우 아이와의 갈등은 오히려 증폭될 수 있다. 아이에게 "간식으로 뭐 먹을래?"라고 묻기보다는 "사과랑 귤 중에 어떤 거 먹을래?"라고 묻는 것이 훨씬 더 현명하다. 즉, 주관식보다는 객관식 질문을 하는 것이 쓸데없는 갈등을 막는 방법이다.

식사 때에도 "이거 먹을래? 저거 먹을래?"라고 묻기보다는 일단 몸에 좋은 음식을 차려 놓고 아이가 그 음식을 먹을지 말지만 선택하도록 하는 것이 좋다. 아이에게 너무 많은 선택권을 주면 아이는 자기에게 선택권이 있음을 알아차리고, 몸에 좋지 않은 음식을 먹겠다고 고집 부릴 가능성이 높기 때문이다. 한편 음식 대신 접시나 포크를 아이 스스로 고르도록 한다면 아이는 거기에서 독립심이나 자율성에 대한 대리만족을 느낄 수도 있다.

음식을 체벌이나 포상의 도구로 사용해서는 안 된다

많은 부모가 저지르는 실수가 음식, 특히 아이들이 좋아하는 후식이나 간식을 포상이나 체벌 도구로 사용한다는 점이다. "시금치나물 다 먹으면 아이스크림 줄게!"라고 말하거나 "오늘 엄마 말 안 들었으니까 피자는 못 먹어!", "밥 다 먹기 전에는 TV 못 본다!"라는 식으로 음식을 상이나 벌을 주는 수단으로 이용하는 것이다. 이 경우 당장은 효과를 볼 수 있을지 모르지만 장기적으로는 장점보다 단점이 더 많음을 알아야 한다. 아이가 음식에 대해 즐거운 감정을 갖기보다는 부정적인 감정을 갖게 되기 때문이다.

'시금치를 다 먹어야만 아이스크림을 얻을 수 있다.'라고 주입당한 아이는 '시금치는 나쁜 것, 아이스크림은 좋은 것'이라는 생각을 갖게 된다. 부모는 어떤 음식도 강요하지 말고, 그저 자녀가 모든 음식과 건강한 관계를 형성해 나가도록 돕는 것으로 충분하다. 또 어떤 음식이 상품이 된다면 아이는 그 음식을 더 갈망하게 되어 역효과가 일어난다. 인간이 '금단의 열매'에 더 큰 매력을 느낀다는 사실은 어른뿐만 아니라 어린아이에게도 다찬가지이기 때문이다.

어떤 경우에는 가족 간의 다른 불만과 갈등이 식탁에서 엉뚱하게 음식을 핑계로 나타나기도 한다. 그럴 때는 갈등의 진짜 이유를 찾아 식사 때가 아닌, 다른 시간에 해결해야 한다. 음식을 둘러싼 파워 게임이 좋지 않은 또 다른 이유는 그러한 갈등이 명백히 드러나든 아니면 미묘한 심리전이든 간에 식사 분위기를 삭막하게 바꾸어 버린다는 데 있다. 이유야 어찌 되었든 '먹어라, 말라'는 끊임없이 긴장감 도는 밀당이 존재하는 식탁에서 가족 간의 따뜻한 대화가 어떻게 이루어질 수 있겠는가?

아이의 성장에 있어서 좋은 식습관과 아이의 독립성은 어느 하나 포기할 수 없는 것이다. 엄마는 이 두 가지 사이에서 전문 코치가 되어야 한다. 엄마가 균형을 잡지 못하고 어느 한쪽으로 치우치면 아이는 더 혼란을 겪게 된다.

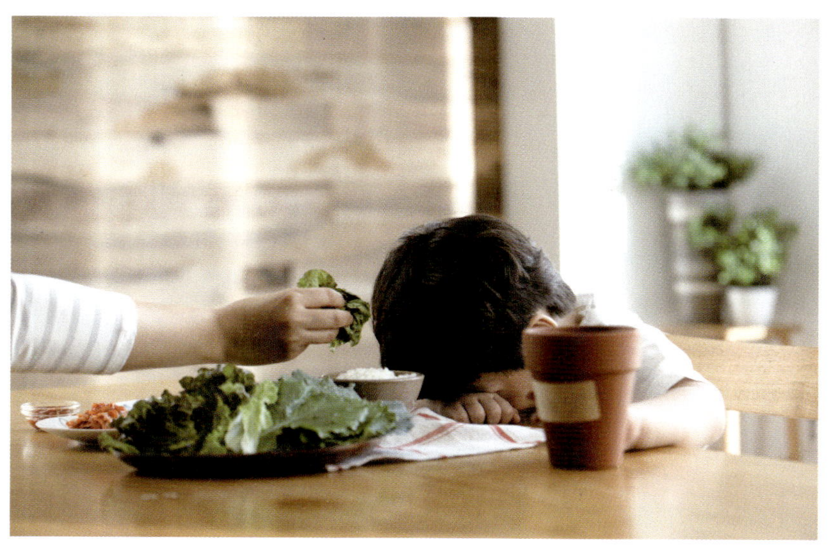

백문이 불여일견! 부모가 먼저 모범을 보여라

앞에서 열거한 수많은 내용을 다 실천한다 해도 가장 중요한 한 가지를 간과한다면 말짱 헛수고다. 그것은 바로 부모가 먼저 모범을 보여야 한다는 사실이다. 부모의 식습관이야말로 아이들의 식습관에 가장 큰 영향을 미치는 요인이다. '부모는 아이들의 거울이다.'라는 말처럼 아이들의 식습관은 부모 식습관의 복사판이다. 아이들은 무의식중에 부모를 그대로 흉내내고 모방하면서 식습관을 형성해 나간다.

당근을 안 먹는 부모의 자녀가 당근을 먹지 않는 것은 결코 놀랄 일이 아니다. 셀러리를 먹으면서 불쾌한 표정을 짓거나 코를 틀어막는 등 부모가 무심코 행하는 부정적인 표현 역시 아이들이 그대로 따라 하게 된다. 먹는 것뿐만 아니라 식사 태도도 마찬가지다. 식사 시간에 부모가 늘 TV를 켜 놓거나 스마

트폰을 들여다보고 있으면 아이들 역시 자연스레 그런 습관이 형성되고, 나중엔 TV 없이는 밥을 못 먹게 되는 것이다.

어떤 엄마가 딸아이가 밥을 잘 먹지 않는다고 영양 상담을 받으러 왔다. 그런데 그 엄마의 식습관을 조사해 보니 엄마는 체중을 줄이기 위하여 늘 다이어트를 하고 있었다. 철저히 음식을 제한하는 엄마를 보면서 어린 딸은 부지불식 간에 '음식은 나의 적, 음식은 나쁜 것'이란 가치를 내재화하고 있었던 것이다.

아이들은 모방을 통해 많은 것을 학습한다. 그들은 자기가 따를 모델을 간절히 찾고 있다. 그래서 부모가 좋은 식습관 모델이 되어 주는 것만큼 좋은 교육은 없다. 다른 식구들이 좋아하는 음식을 좋아하고 다른 식구들이 싫어하는 음식을 자신도 싫어하게 되는 것은 아주 자연스러운 현상이다. 부모나 형, 누나 혹은 아이를 돌보는 사람이 아이와 식탁에 함께 앉아서 아이가 먹는 음식을 같이 맛있게 먹는 것이야말로 아이에겐 거부할 수 없는 매력이요, 모범이 된다.

이러한 과정들을 통해 아이는 자아와 식품에 대한 긍정적 태도를 기르게 된다. 식습관 형성에서도 첫 단추가 중요하다. 어릴 때 식습관을 잘 형성하면 그 다음의 식습관 발달은 순조롭게 진행되어 별 갈등이나 혼란 없이 평생을 건강하게 살아갈 수 있다. 게다가 부모 자신도 건강한 영양 섭취를 통하여 평생 건강을 유지할 수 있을 테니 부모의 식생활 개선이야말로 일거양득이 아니겠는가?

04

아이는 **식탁**에서 **건강**과 **사회**를 배운다

가족이 함께 식사하는 것이 중요한 이유

맞벌이 부부로 사회생활을 하는 부모는 귀가 시간이 늦어지기 일쑤여서 자녀와 식사를 제대로 못할 때가 많은 게 사실이다. 그런 부모들에게 "왜 그렇게 열심히 일하느냐?"라고 물으면 대부분이 "다 자식을 위한 거죠. 경제적 여유가 있어야 좀 더 좋은 환경에서, 좀 더 좋은 교육을 받게 해 줄 거 아닙니까?"라고 대답한다. 하지만 정작 자녀가 부모를 필요로 하는 몇 년 안 되는 어린 시절에 자녀와 함께 있어 주지 못한다면, 그것도 밥조차 같이 먹을 시간이 없어 자녀 혼자 밥을 먹게 한다면 그게 과연 자녀를 위한 일일까?

아이들이 자라 성인이 되었을 때 가슴 속에 가장 아름다운 추억으로 뚜렷하게 남는 것 중 하나가 가족과 함께했던 식사 시간이라는 보고가 있다. 가족 식사 시간만큼 서로 대화하고 소통하기 좋은 기회가 없으며 가족 식사 자리만큼 서로를 용납해 주고 사랑을 표현하는 화해의 공간이 없기 때문이다.

아이가 밥을 혼자 먹는 것이 빈번해지면 어떤 문제들이 생길까? 혼자 먹는 아이들은 신체적으로나 정서적으로나 많은 문제를 갖게 된다. 일단 혼자 먹을 때에는 식욕이 저하되고 식사 섭취량이 줄어들어 영양 불량에 빠질 가능성이 커진다. 반대로 외로움을 먹는 것으로 충족하려는 아이들도 있다. 이는 비만의 원인이 된다. 혼자 먹는 아이들은 늘 마음이 외롭고 슬프다. 이름만 가족일 뿐 가족 간에 소통이 없다. 관계가 단절되어 있다. 아이들과의 대화를 잃어버리는 것은 아이들을 잃어버리는 것과 똑같다. 실제로 가족과 식사를 자주한 아이들이 청소년이 되었을 때 마약이나 음주, 흡연 등에 빠질 가능성이 훨씬 낮다는 연구 보고도 있다.

뿐만 아니라 가족 식사는 어린이에게 좋은 식습관을 길러 주고 예의범절을 가르쳐 준다. 요즘 아이들은 어른들이 먹는 전통적인 한식을 싫어할 수도 있다. 한식보다 서양식이나 퓨전 음식을 더 즐겨 먹는 젊은 부모들도 많다. 하지만 식탁 위의 음식이 어떤 종류이든 가족 식사는 정서적인 친밀감을 주고, 식구들이 각자 밖에서 먹는 음식보다 건강에 도움이 된다는 연구 결과가 있다. 아이들은 어른이 수저를 들 때까지 기다렸다 식사를 시작하고, 어른이 식사를 다 마친 후 일어설 때까지 자리를 지키는 가운데 인내심을 배운다. 또 엄마가 정성껏 마련해 준 음식을 온 가족과 나눠먹는 과정을 통해 타인에 대한 감사와 배려, 그리고 절제를 배운다.

또한 가족 식사는 어린이의 지적 발달을 촉진시키는 학습의 장이다. 아이에게 책을 읽어 주거나 영재 교육 비디오를 틀어 주는 것보다 가족 식사 때 나누는 대화가 어린이의 어휘력을 길러 주는 데 훨씬 효과적이라는 연구 결과가 있다. 또 가족 식사 중에는 국그릇을 엎거나 반찬을 더 가져와야 하는 등 예측불허의 상황들이 끊임없이 발생됨에 따라 아이의 종합적인 사고력과 문제 해결 능력도 자연스럽게 배양된다. 온 가족이 가족 식사를 위해 요리하고, 상을 차리고, 식후에 정리하는 모든 과정에 부분적으로라도 동참한다면 아이는 이를 통해 협동심과 봉사 정신, 그리고 근면성을 배우게 된다.

평소 저녁만큼은 가족과 식사를 한다거나 평일이 힘들다면 주말이나 휴일만큼은 가족 식사에 우선순위를 두도록 하는 등 각 가정만의 고유한 전통을 세우는 것이 필요하다. 특히 명절이나 생일, 혹은 가족 기념일 등에 가족이 함께 하는 식사는 아이들에게 커다란 기대와 흥분, 그리고 즐거운 추억을 안겨 준다. 이런 날의 특별식은 아이에게 새로운 음식을 접할 수 있는 기회를 제공해주기도 한다. 한 가정의 독특한 전통은 이러한 가족 식사를 통해 형성될 수 있는 것이다.

가끔 온 가족이 같이 외식을 하는 것도 또 다른 형태의 가족 식사가 될 수 있다. 외식을 하면서 아이들은 메뉴 고르는 법이나 많은 사람이 있는 곳에서의 식사 예절도 배울 수 있고, 또 집에서처럼 가사 일에 쫓기지 않는 부모와 함께 질적으로 즐거운 시간을 보낼 수 있다. 단, 외식을 할 경우에는 집에서처럼 영양적인 음식을 먹기 힘든 경우가 많으므로 주문 후 기다리는 동안 먹을 채소 스틱 등을 미리 준비해 가는 것도 좋은 방법이다.

요리계의 전설로 통하는 제임스 비어드는 '음식은 공감대'라고 했다. 아이들은 식탁 위에 차려진 음식을 먹으면서 유대 관계를 맺고, 사랑을 확인한다. 우리는 비본질적인 일에 정신이 팔려 본질적인 것을 놓칠 때가 많다. 이 모든 것이 균형 감각과 우선순위의 문제다. 우선순위를 놓친다면 삶의 목적과 수단이 뒤바뀌어 자녀가 상처를 입고 떠난 후 후회만 남는 인생이 될 것이다. 하루 한 끼, 가족과의 식사, 가볍게 넘기고 볼일이 아닌 이유다.

단호하면서도 일관성 있게, 그러나 부드럽게 교육하라

어린 아이들에게 세련된 식사 예절을 기대하는 것은 무리다. 아이들은 종잡을 수 없고 고집불통이며 특히 자의식이 형성되는 단계에서 예의에 어긋나거나 사회적으로 수용되기 어려운 행동을 하기 때문이다. 하지만 이때 '아직 어리니까'라면서 봐주기 시작하면 아이의 버릇을 망치게 된다.

식사를 할 때 아이가 서서 음식을 먹거나 던지거나, 다른 사람을 식탁에서 밀어내는 등 예의에 어긋나는 행동을 할 때에는 반드시 주의를 줘야 한다. 이때 단호하면서도 지속적으로, 일관성 있게, 그러나 부드럽게 교육하는 것이 중요하다. 부모의 기분에 따라 원칙이 달라진다면 아이에게 혼란만 더할 뿐이다. 반대로 아이가 올바른 행동을 하고 식사 예절을 잘 지키거나 건강한 음식, 새로운 음식을 먹을 때에는 칭찬을 아끼지 말아야 한다. 칭찬을 통해 아이의 좋은 습관은 점점 더 강화되기 때문이다.

예절은 사람 사이에 기본적으로 지켜야 할 규범이다. 예절의 기본 정신은 '상대방에 대한 존중'이다. 흔히 예절이라고 하면 엄격하고 까다롭고 긴장되는 것이라는 느낌을 갖지만, 이것은 진정한 예절 정신이 아니다. 왜냐하면 상대방의 마음을 편하고 유쾌하게 해 주는 것이야말로 예절의 근본정신이기 때문이다.

부모가 저지르기 쉬운 실수 중 하나가 식사 예절을 가르친다는 이유로 식탁을 엄격하고 딱딱한 자리로 만드는 것이다. 한 TV 채널에서 한국에 유학 온 외국 젊은이들에게 한국의 식사 예절을 가르치는 프로그램을 방영한 적이 있다. 이 외국 젊은이들은 한국의 전통 예절 교육 기관을 찾아가 그곳 선생님으로부터 예절 교육을 받았다. 50대 후반쯤으로 보이는 여자 선생님은 한복을 입고 있었는데, 첫인상이 매우 엄격하고 까다로운 사감 선생 분위기였다. 그녀는 외국 청년들이 한식을 먹는 내내 "그렇게 하면 안 된다, 이건 이렇게 해라."라며 끊임없이 잔소리를 했다. 물론 그 선생님으로서는 본인의 사명을 다하고자 했지만, 예절 교육을 받는 외국 젊은이들의 얼굴에는 긴장감과 두려움이 역력했다. 행여 또 혼날까 봐, 지적 받을까 봐 주눅이 들었기 때문이다. 그 예절 선생님은 예절의 세부 항목들은 잘 알고 있을지 모르나 예절의 기본 정신은 전혀 모르는 듯했다.

만약 가정에서의 식사 예절도 이런 식이라면 아이는 성인이 된 후에도 '저 사람이 나의 행동에 대해 어떤 트집을 잡을까?'라는 생각에 늘 주눅이 들어 오히려 대인기피증이 생길지도 모를 일이다. 이런 사람을 어찌 예의 바른 건강한 사회인이라 할 수 있겠는가?

어른들도 어려운 사람과 함께 식사를 하게 되면 긴장한 탓에 음식 맛을 잘 느끼지도 못하고 심지어 체하기까지 한다. 반대로 웃고 대화하며 편안한 분위기에서 식사하면 음식 맛도 소화력도 배가 된다. 이처럼 유쾌한 식사 환경에서 좋은 예절과 건강한 식습관이 길러지므로 식사 시간은 즐겁고 편안해야 하는 것이다.

대부분의 어린 아이는 모든 사람이 자신에게만 관심을 가져 주기를 원한다. 그래서 식사 시 모든 대화를 자기가 주도하려 하고 무례하게 굴 수도 있다. 이때 타인도 자신만큼 중요하다는 사실과 남을 배려하고 존중하는 태도를 가르쳐야 한다. 3세 미만의 아이들은 집중력과 인내심이 매우 부족해 10분을 앉아 있기 어렵고, 3~5세 아이들은 15~20분 정도 식탁에 앉아 있을 수 있다. 이 시간 내에서 식사를 마칠 때까지 자리를 지키도록 교육시키는 것이 필요하다. 특히 아이가 음식을 입에 넣고 뛰기, 달리기, 소리 지르기, 웃기 등을 하면 흡인(사레들림)의 위험이 있으므로 제지해야 하겠지만, 그렇다고 아이를 마치 족쇄 채운 죄수 다루듯 꼼짝 못하게 한다면 오히려 반항심만 키울 수 있다. 원칙은 분명히 가르치되 안전한 범위 내에서 약간의 자유는 허용하는 것이 좋다.

가정에서 부모는 자녀에게 사랑과 관심과 보호와 양육을 제공할 책임이 있다. 하지만 거기에는 분명한 한계와 절도가 있어야 한다. 한계와 절도가 없는 사랑은 진정한 사랑이 아닌, 병적인 사랑으로 결국 자녀를 버릇없는 응석받이로 만들 수 있다. '일정한 틀 안에서의 자율'을 가르치는 것이야말로 진정한 예절 교육이라 할 수 있을 것이다.

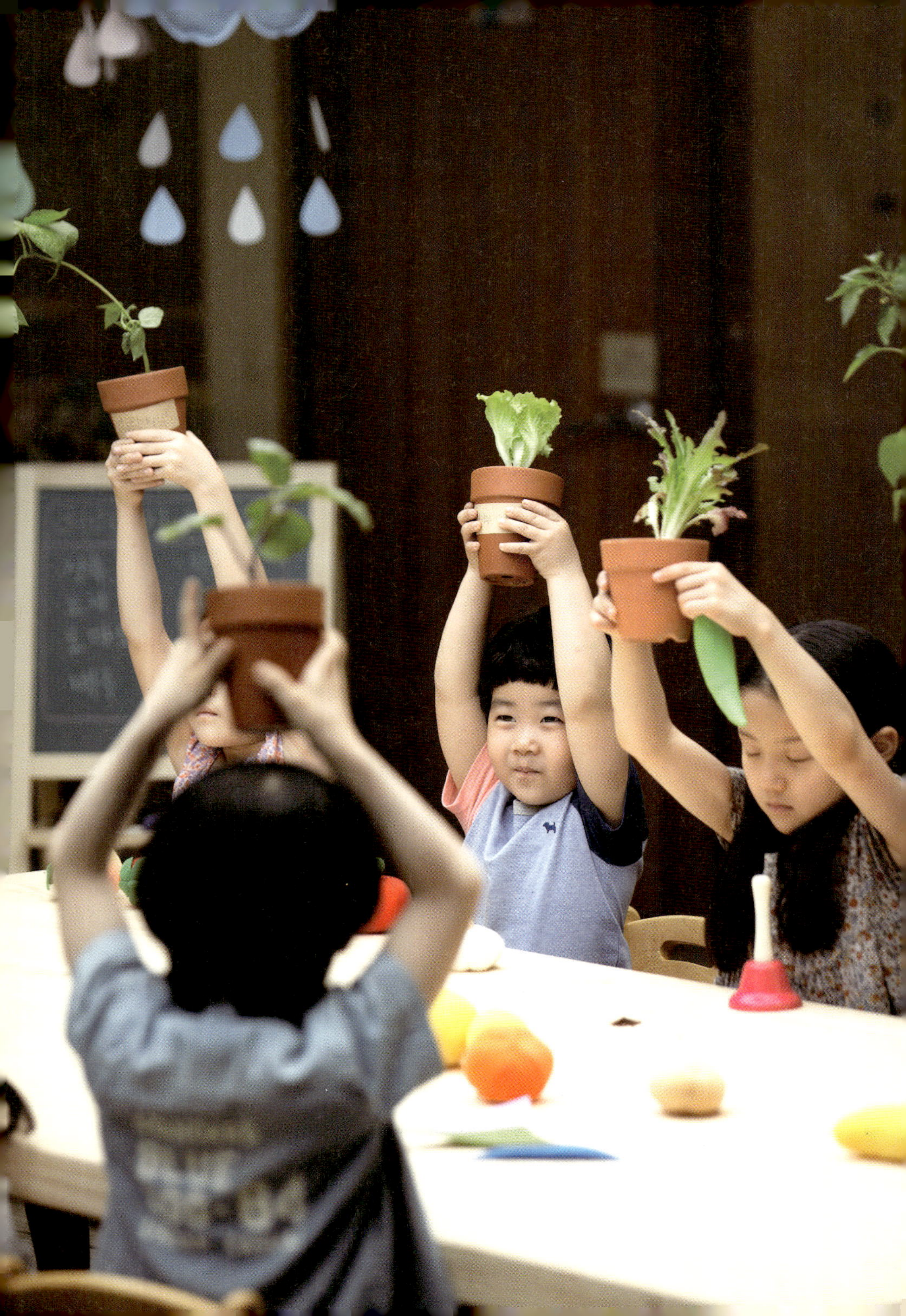

가족이 함께하는 밥상은 가족 간의 대화와 소통의 장으로써 안락한 분위기여야 한다. 밥상이 행복하면 가정도 행복하다고 단언할 수 있다. 신앙이 있는 가정이라면 식사를 하기에 앞서 먼저 식사 기도를 할 것이다. 하지만 신앙이 없어도 음식이 상에 차려지기까지 수고한 모든 사람들에게 감사하는 마음을 갖도록 가르치는 게 중요하다.

가족 식사 때 부부 싸움을 하거나 아이를 훈육하는 것은 절대 삼가야 한다. 안정되고도 따뜻한 분위기에서 밥을 먹을 때 가족 간의 대화도 더 자연스럽게 하게 되고 소화도 더 잘된다. 아이에게 주의를 주거나 꾸짖을 일이 있다 해도 식사 시간만큼은 참는 것이 좋다.

무엇보다 먼저 음식이나 식습관에 대해 부부의 의견이 일치되는 것이 중요하다. 다른 부분도 마찬가지지만 특히 식사에 대해서 부부의 의견이 일치될 때 아이들은 부모의 말에 훨씬 더 잘 순응한다. 예를 들어 "우리 식구가 이렇게 잡곡밥을 먹으니까 온 가족이 다 건강한 거야!"라든가 "우리 집 화분에 키운 치커리다. 유기농에 아빠의 정성까지 들어갔으니 이보다 좋은 건강식이 따로 없지!"라고 아빠가 말할 때, 엄마가 "아무리 비싼 돈 주고 외식해 봐, 이런 걸 어디서 먹을 수 있겠어?"라고 맞장구를 친다면 아이는 '우리 집의 잡곡밥과 치커리가 정말 몸에 좋은 거구나.'라고 자연스럽게 받아들이면서 잘 먹게 된다. 하지만 반대로 "아빠가 키운 치커리, 정말 몸에 좋단다."라는 아빠 말에 "그거 씁쓸해서 난 못 먹겠어!"라고 엄마가 말한다면 아이 역시 치커리를 거부할 가능성이 높다.

밥상머리 대화의 주제가 꼭 음식에 국한될 필요는 없다. 하지만 평소에 별 대화가 없던 가족이 가족 식사를 하기로 새롭게 결심하고 둘러앉았을 때, 이야깃거리가 없으면 머쓱해질 수 있다. 그러다가 엉뚱하게 대화가 잔소리나 말다툼으로 흐르기 쉽다. 가령 "이번 달에 왜 이리 전기 요금이 많이 나왔느냐? 집에서 에어컨 사용 좀 자제해라."라든가 "오늘 국이 왜 이렇게 짜냐?"라며 부부가 밥 먹다가 싸우거나 "너 게임 좀 그만하랬지? 어린 나이에 벌써 게임 중독이야!"라고 아이를 혼낸다면 식사 분위기는 한순간에 살벌해지고 그 어느 누구도 다시는 가족과 함께 밥 먹고 싶지 않게 될 것이다.

그래서 가족 식사 때의 대화 주제를 미리 생각해 놓는 것이 좋다. 예를 들어 낮에 라디오에서 들었던 웃긴 이야기, 책에서 읽었던 감동적인 이야기, 미국에 사는 이모가 여름에 오신다는 이야기 등 유쾌하고 흥분되는 화제들을 아껴 놓았다가 가족 식사 시간에 꺼내 보자. 혹은 가족 식사 시간을 칭찬 시간으로 활용하는 것도 좋은 방법이다. 아이의 하루 생활 동안 잘한 일이 있다면 식사 시간에 칭찬을 하는 것이다. 그러면 온 가족이 식사 시간에 대한 기대감과 기쁨이 커질 것이다.

또 아이를 적극적으로 대화에 참여하도록 유도하려면 아이가 말할 때 경청하고, 아이가 어릴수록 다소 과장되게 반응해 주는 것이 좋다. 아이의 이야기를 부모가 섣불리 비판, 평가, 정리하여 부모가 결론을 내리려 하지 말고 토론하면서 함께 결론을 도출한다면 그것도 좋은 식사 분위기로 만드는 촉진제가 될 것이다.

아이의 인성은 식탁 예절에서 길러진다

이제 사회는 글로벌화가 되었다. 여전히 국경은 존재하지만, 시공의 거리 단축은 점점 더 가속화될 것이다. 조만간 아침은 집에서 가족과 먹고, 점심은 일본에서 비즈니스 관계자와 먹은 뒤, 저녁은 파리에서 연인과 먹는 것이 평범한 일이 될 수도 있다. 그러므로 한국 식탁 예절은 물론 서양의 기본적인 식탁 예절도 어렸을 때부터 익혀두는 것이 바람직하다.

한국 사람이라면 누구나 제일 먼저 배우는 식사 예절이 제일 연세가 많은 어른이 먼저 수저를 든 후 아랫사람이 수저를 드는 것일 것이다. 그러나 그보다 먼저 식사를 시작하기 전 "잘 먹겠습니다."라는 인사 교육부터 시키는 것도 중요하다. 서양에서는 식사를 시작하기에 앞서 식탁에 놓여 있는 냅킨을 펼쳐 무릎 위에 놓고(어린이는 냅킨을 목에 감아도 무방하다), 입가에 묻은 음식물을 살짝 닦는 용도로만 사용한다. 냅킨을 수건처럼 사용하지 않는다. 또 서양에서 빵을 손으로 먹기 때문에 식사 도중 얼굴이나 머리를 만지지 않는 것이 기본이다. 손으로 머리카락, 얼굴, 입술, 귀, 코 등을 긁거나 만지면 손이 오염되어 비위생적이 된다.

우리나라든 서양이든 손이 닿지 않는 곳에 있는 반찬은 팔을 쭉 펴서 집지 말고 가까이 있는 사람에게 부탁해서 음식을 건네받는 연습을 시키도록 한다. 우리와 달리 소금이나 후추 등 소스가 식탁 위에 올라가 있고, 음식을 개인 접시에 담아 먹는 서양은 이런 식탁 예절이 훨씬 더 자연스럽고 익숙하다.

옛 어른들은 그릇에 얼굴을 처박고 먹으면 개나 고양이처럼 비천하다 하여 야단을 쳤다. 이는 서양도 마찬가지다. 서양에서도 음식을 먹을 때 허리와 고개를 너무 숙이지 않는 것이 예의다. 밥그릇이나 국그릇을 손으로 떠받들고 먹지 않고 상에 놓고 수저로 떠먹도록 하고, 그릇이나 수저 부딪치는 소리를 내지 않는다.

한국 음식은 서양과 달리 한 그릇에 있는 반찬을 여러 명이 먹는 것이기 때문에 반찬을 먹는 예절도 중요하다. 반찬을 집을 때 뒤적거리지 말고 한 번에 바로 집도록 한다. 또 한 번 집은 반찬을 도로 내려놓지 말고 반드시 자신의 밥그릇에 갖다 놓는다. 숟가락과 젓가락은 동시에 쥐고 사용하지 않는 것도 기본 예절이다.

식사를 하면서나 식사 후 트림하는 것은 자제시키고 재채기나 기침을 참기 어려울 때에는 고개를 돌리고 손으로 입을 가리고 한다. 식탁에서 코를 푸는 것은 예의에 어긋나는 행동이 아니지만, 트림은 몰상식한 행동으로 본다. 또 재채기를 할 때는 손으로 입을 가리는 것이 아니라 팔로 입을 가리고 한다. 손으로 막을 경우 세균이 손에 묻기 때문에 팔을 이용하는 것이다. 식탁 위에는 팔꿈치나 손을 얹지 말고, 사용하지 않는 손은 언제나 무릎 위에 놓아두도록 가르친다. 또 식탁에서 다리를 꼬거나 허리띠를 푸는 일은 절대 금물이다.

식사 후 물을 마실 때 양치하듯 소리 내지 않고 조용히 마신다. 냅킨이나 후식용 포크는 아무리 친하더라도 각자 사용하고, 아이들은 위험하므로 이쑤시개를 사용하지 못하도록 하되, 아이들이 보고 따라 배울 수 있으므로 어른이 이쑤시개를 사용할 때는 손으로 입을 가리고 한다.

식사를 하는 동안에는 어른들이 식사를 다 마칠 때까지 자리를 먼저 뜨지 않도록 주의를 주고, 식사를 다 마친 후에는 "잘 먹었습니다."라고 인사하도록 교육시킨다. 외식을 할 때 식당에 가면 물수건을 주는 곳이 있는데, 물수건으로는 손만 닦아야지 얼굴이나 목을 닦아서는 안 된다. 예절도 예절이지만, 위생적으로도 문제가 되기 때문이다.

서양인들이 한국인의 식사하는 것을 보고 경악하는 모습이 몇 가지 있다. 입을 벌리고 씹는 것과 음식물이 입 안에 있을 때 이야기 하는 것, 소리를 내며 먹는 것이다. 일본에서는 국은 손으로 들고 마시고, 우동이나 라면 등 면 종류는 소리를 내며 먹는 것을 예의로 생각하지만, 미국이나 유럽 쪽은 다르다. 마지막으로 찌개나 반찬을 가운데 놓고 식구들이 모두 숟가락을 넣어가며 떠먹는 것은 서양인들 눈에는 도저히 이해할 수 없는 비위생적인 행위로 비춰진다. 최근에는 위생을 생각하는 엄마들이 개인 접시를 사용하는 경우가 늘어나 우리나라의 식탁 문화도 조금씩 위생적으로 변하고 있다.

로마에 가면 로마의 법을 따라야 하듯 한국에서는 한국의 식사 예절을, 서양에서는 서양 예절을 지킬 필요가 있다. 나라마다 식탁 예절은 다르다. 모든 나라의 식탁 예절을 미리 알아 둘 필요도, 알 수도 없다. 중요한 것은 식사가 즐거운 시간이라는 것, 그리고 상대에 대한 배려가 있는 자리라는 것을 평소 아이들에게 식사를 하면서 몸으로 가르친다면 충분할 것이다.

손은 세균을 막는 방패다

깨끗한 손은 세균을 막는 '방패'가 된다. 손 씻기를 통해 대부분의 세균 감염을 막을 수 있기 때문이다. 그러므로 식사 전과 후, 화장실 다녀온 후, 애완동물을 만진 후, 외출에서 돌아온 후엔 반드시 손을 씻도록 교육한다. 아이 스스로 손을 씻도록 맡겨 두면 형식적으로 손에 물만 묻히고 마는 경우가 많으므로 걸음마기(1~3세) 때에는 어른이 아이 손을 직접 씻겨 주고, 그 이후에는 손 씻는 방법을 철저히 교육시켜 손의 위생 상태를 유지하도록 해야 한다.

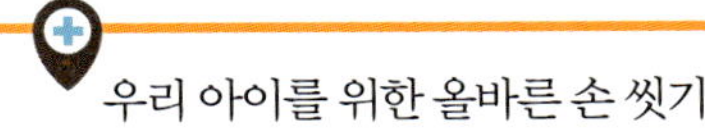

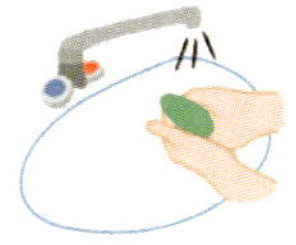 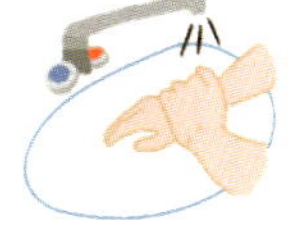 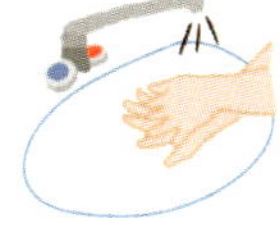 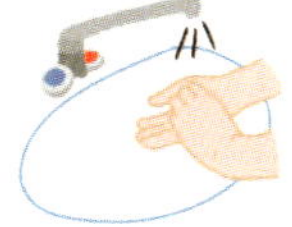

1 흐르는 따뜻한 물에 손과 팔목을 적시고 비누를 충분히 바른다.
2 손바닥을 비비며 골고루 씻는다.
3 오른손 바닥으로 왼손 팔목까지 씻는다.
4 왼손 바닥으로 오른손 팔목까지 씻는다.
5 왼손 손등과 손가락 사이사이를 오른손 손바닥과 손가락으로 비비며 씻는다.
6 오른손 손등 손가락 사이사이를 왼손 손바닥과 손가락으로 비비며 씻는다.
7 오른손 손가락 끝을 모아 왼손 손바닥으로 감싸고 좌우로 비비며 손가락 끝과 손톱 밑을 씻는다.
8 왼손 손가락 끝을 모아 오른손 손바닥으로 감싸고 옆으로 비비며 손가락 끝과 손톱 밑을 씻는다.
9 비눗기를 완전히 씻어내고 종이 타월 등을 사용하여 물기를 닦는다.

※출처: 구로구 보건소

손은 사람의 신체 가운데 유해 세균과 가장 많이 접촉하는 부위다. 한 손에만 6만 마리의 세균이 살고 있으며, 이들 중에는 외부에서 침입하는 '떠돌이균'과 이들을 방어하는 '토박이균'이 상존하고 있다. 우리가 손을 씻는 것은 떠돌이균을 씻어 내는 것이다.

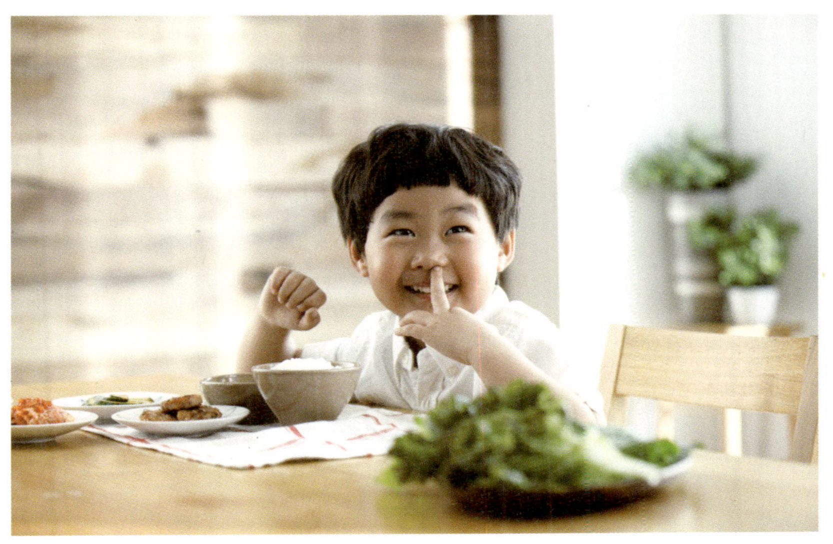

손 씻기 전 세균 수를 100마리라고 가정할 경우 고여 있는 물에 씻으면 35마리의 세균이 남는다. 그러나 흐르는 물에 비누 없이 손을 씻으면 5마리, 흐르는 물에 비누로 씻으면 2마리의 세균이 남는다. 손을 씻는 시간과 효율도 비례한다. 손을 15초 씻으면 세균이 10분의 1로 감소하지만, 30초간 씻으면 세균이 1/100~1/1,000로 감소한다. 손을 씻는 간단한 습관만으로도 각종 질병의 70%를 예방할 수 있지만, 용변 후 비누로 손을 씻는 사람은 3명 중 1명에 불과하다는 조사 발표가 있을 정도로 손 씻기를 실천하는 사람은 적다. 이에 2011년, 서울시에서는 1일 8번 30초씩 손을 씻자는 '1830 손 씻기' 캠페인을 시작했다. 엄마들은 이 '1830' 숫자를 기억해 두고 아이들이 손을 씻을 수 있는 습관을 길들여야 할 것이다.

비단 손 씻기는 아이들만의 문제가 아니다. 우리나라 주부들의 손에는 평

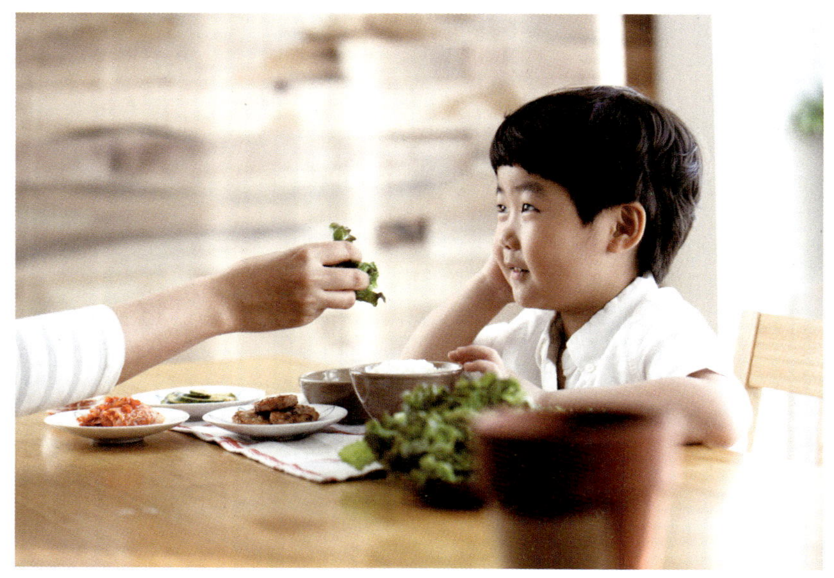

균 6,600마리의 포도상구균이 존재하고 있다고 한다. 포도상구균은 온도 등 주변 환경이 맞을 때 다량 증식되어 식중독을 일으킬 수 있는 세균이다. 그러므로 아이뿐 아니라 엄마가 손을 씻는 것도 중요하다. 감기를 일으키는 바이러스는 공기 중에서 2시간 정도 생존하지만 사람의 손에서는 70시간 동안 생존한다. 감기 바이러스는 환자의 눈물과 콧물에 존재하면서 환자의 손을 통해 다른 사람들에게 감기를 옮기게 된다. 그러므로 집안에 감기 환자가 있거나 감기가 유행하는 계절에는 특히 손을 더 자주 씻는 것이 바람직하다.

이외에도 손으로 옮기는 질환에는 피부병(수두, 습진, 옴), 눈병(트라코마, 아폴로눈병), 기생충 질환(회충, 요충, 편충, 십이지장충 등), 소화기 질환(세균성이질, 식중독, 콜레라, 장티프스 등)이 있다. 세균이 묻어 있는 손으로 요리하면 그 음식을 먹는 모든 사람에게 피해를 줄 수 있다.

그러므로 엄마도 요리하기 전, 음식을 먹기 전, 렌즈를 끼기 전, 그리고 날음식 재료를 만진 후, 행주를 사용한 후, 외출하고 난 후, 화장실에 다녀온 후, 코를 풀거나 재채기를 한 후, 여러 사람이 사용한 물건을 만지고 난 후엔 손을 씻어야 한다.

"우리 아이는 손에 물 묻히는 걸 정말 싫어해요."라는 엄마들이 있다. 이럴 때는 손 씻는 것을 재미있는 놀이처럼 만들도록 한다. 생일 축하 노래를 두 번 부르면 30초가 되는데, 아이들에게 이 노래와 함께 손 씻기 순서를 가르쳐 준다면 흥미롭게 손 씻는 습관을 익히게 할 수 있다. 따뜻한 물과 비누를 사용하면 더 효과적이다. 특히 손가락 사이와 손톱 사이가 잘 씻기지 않는 부분임을 염두에 두고 좀 더 세심히 씻도록 교육한다. 유치원에서 훈련을 받는 아이들은 손 씻는 방법을 엄마보다 더 잘 알고 있다. 그러나 교육 시간이 지나고 생활에서 실천하지 않으면 점점 손 씻는 것에 소홀해지기 쉽다. 손 씻기는 실천이 중요하다는 사실을 꼭 기억해 두자.

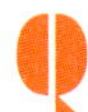 우리 아이는 다섯 살인데, 채소라면 질색을 합니다. 어떻게 해야 할까요?

아이가 한두 가지 채소에 대해 거부감을 갖는 것은 정상입니다. 하지만 모든 채소를 다 싫어하는 것은 정상이라고 할 수 없습니다. 장을 볼 때 아이를 데려가서 아이가 먹고 싶은 채소를 직접 고르도록 해 보세요. 또 달걀, 고기, 치즈 등 아이가 좋아하는 식품과 함께 채소를 요리해서 줘 보세요. 눈에 보이면 골라낼 수 있으므로 처음에는 잘게 다져서 아이가 좋아하는 식품과 함께 섞어 눈에 띄지 않게 요리하는 것도 방법입니다. 그리고 무엇보다 부모님이 아이 앞에서 채소를 맛있게 먹는 모습을 보여주는 것이 중요합니다. 하지만 이 모든 방법이 다 통하지 않아도 절대 아이에게 채소를 억지로 먹이는 것은 좋지 않습니다. 대신 매일 밥상에 채소를 조금씩 올리세요. 눈과 먼저 친해진 채소는 입과도 쉽게 친해질 수 있답니다. 다양한 방법으로 채소를 접할 수 있도록 노출시킨다면 분명 도움이 될 것입니다.

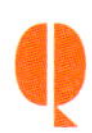 우리 아이는 편식이 심해서 좋아하는 음식 한 가지만 계속 먹으려고 합니다. 혹시 그 음식에 들어 있는 영양소 때문에 비타민 과잉증 같은 증상이 나타날 수 있나요?

독버섯처럼 독이 있는 식재료를 제외하고는 자연 식품을 먹어서 특정 영양소의 과잉증이나 독성이 나타날 가능성은 거의 없습니다. 그러나 비타민 '보충제' 같은 경우는 과다 복용하면 독성이 나타날 수 있습니다. 물론 필요에 따라 영양 보충제가 도움이 되는 것은 사실이지만 임의로 사서 먹이지 말고 반드시 전문가와 상의하여 아이에게 적합한 것을 골라 주는 것이 좋습니다.
한 가지 음식만 계속 먹는 것은 영양적으로 불균형을 이룰 수 있으므로 다양한 식품을 골고루 섭취하는 균형식이야말로 건강의 지름길이라는 것을 기억하시기 바랍니다.

우리 아이는 세 살인데 흰 우유를 먹지 않으려 합니다. 그래서 초콜릿 우유를 주는데 그래도 괜찮을까요?

아이에게 우유를 꼭 먹여야 한다는 강박관념 때문에 초콜릿, 딸기 등 가공 우유를 일부러 먹일 필요는 없습니다. 최근에는 완전식품으로 칭송받았던 우유에 대한 갑론을박이 벌어지고 있는 만큼 아이가 흰 우유를 마시지 않더라도 우유에 집착할 필요는 없습니다. 대신 요구르트, 치즈, 푸딩, 칼슘 강화 두유나 오렌지 주스 등 칼슘 함량이 높은 다른 식품을 주거나 음식에 탈지분유를 첨가해 요리하고, 요구르트에 생과일이나 얼린 과일을 넣어 갈아 스무디를 만들어 주는 등 우유에 함유된 영양소의 대체 식품을 찾아 아이가 먹는 것을 즐길 수 있도록 하면 됩니다.

우리 딸은 두 살 반입니다. 이제 조금 컸다고 놀이방이나 친구 집에 가서 밥을 먹는 경우가 있습니다. 아이가 밖에서 충분히 먹는지 어떻게 확신할 수 있을까요?

아이들은 배꼽시계가 정확하므로 배가 고프다면 어떤 형태로든 엄마에게 표현 할 것입니다. 그리고 어쩌다 한 번 밖에서 식사하며 영양소를 제대로 섭취하지 못한다고 하더라도, 집에서 모든 식품군이 골고루 포함된 균형식을 먹도록 한다면 크게 문제는 없을 것입니다. 아이의 영양소 섭취량이 충분한지는 키와 체중이 정상적으로 성장하는지를 점검해 봄으로써 알 수 있으니 본문에 나와 있는 표준 성장표를 참고하세요.

자외선이 비타민 D 형성에 도움이 된다고도 하고, 피부암을 일으킨다고도 하는데, 아이에게 햇빛을 쏘이는 게 어떤가요?

자외선이 비타민 D를 만들어 칼슘 흡수에 도움이 되는 것이 사실입니다. 그리고 과다한 자외선 노출이 피부암을 일으키는 것도 사실이고요. 그럼 어떻게 해야 할까요? 전문가들은 1주일에 2~3번, 10~20분씩, 얼굴, 팔, 다리를 노출한 상태에서 햇빛을 쏘일 것을 권장합니다. 단, 오전 11시부터 오후 3시 사이의 뜨거운 태양은 피하는 것이 좋고, 장시간 햇빛을 쏘이려면 선크림을 바르는 것이 피부암 예방에 도움이 됩니다. 그러나 오존층이 파괴되어 1년 내내 자외선 지수가 높은 호주 같은 경우나 한여름처럼 강한 햇빛이 아니라면 아이들은 자연에서 마음껏 뛰어노는 것이 건강에 가장 도움이 됩니다.

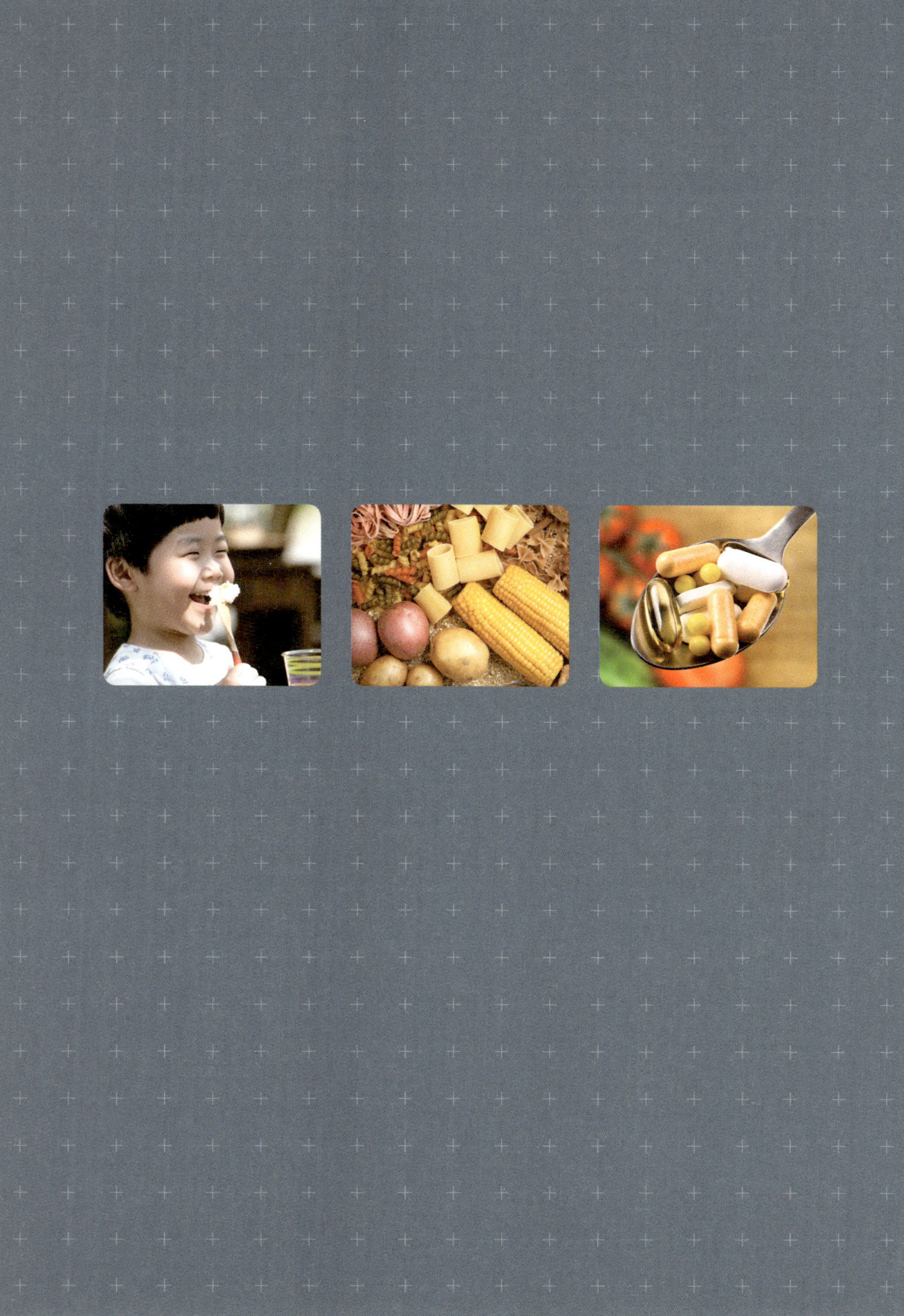

PART2

엄마가 알아야 바르게 먹인다

자녀를 키우는 엄마들의 최대 고민은 어떻게 아이들을 잘 먹게 할 수 있을까 하는 문제이다.
잘 먹는다는 것은 간단히 말하면 인체에 필요한 영양소를 적당히, 골고루 섭취하는 것이다.
우리 아이들에게 어떤 영양소가 얼마나 필요한지 알아 보자.

아무리 중요한 영양소라도
혼자서는 절대로 힘을 쓸 수 없다.
다양한 영양소의 균형이 가장 중요하다.

아이를 **병**에 걸리지 **않게** 하는 음식의 **비밀**

건강한 아이와 아픈 아이, 원인은 음식에 있다

자녀를 키우는 엄마들의 최대 고민은 '어떻게 아이들을 잘 먹게 할 수 있을까.'이다. 잘 먹는다는 것은 간단히 말하면 인체에 필요한 영양소를 적당히, 골고루 섭취하는 것이다. 인체에 필요한 영양소는 탄수화물, 단백질, 지방, 비타민, 무기질 등이 있다. 이를 5대 영양소라고 하며, 여기에 물을 추가하면 6대 영양소가 된다. 영양소에 대해서는 엄마들도 과거 학교에서 다 배웠지만, 시간이 지나면서 수많은 정보 중에 진위를 가릴 힘을 잃게 되었을 것이다. 자녀를 튼튼하게 키우고자 한다면 어른이 가지고 있는 잘못된 상식부터 바로잡는 것이 우선이다.

생물학적으로 말하자면 사람은 영양을 공급받기 위하여 음식을 먹는다. 사람은 원자, 분자, 세포, 조직, 그리고 기관으로 구성된 생물이다. 우리가 가만히 앉아 있을 때조차 우리 몸속의 원자, 분자, 세포는 끊임없이 움직이고 변화한다. 언뜻 보기에 우리의 조직, 기관, 그리고 외모는 변화가 없는 듯하지만, 피부는 7년에 한 번씩 완전히 새것으로 교체되고 피부 아래에 있는 지방(피하 지방)도 1년 전 그 지방이 아니다. 핏속의 적혈구는 가장 나이가 많은 것이라 해도 120일밖에 되지 않으며, 소화관을 덮고 있는 점막은 어떤 조직보다도 수명이 짧아 단 사흘 만에 새것으로 교체된다. 이렇게 우리의 몸은 끊임없이 새로 만들어지고 보수되고 있다. 그리고 이 건축과 보수 공사의 원자재(에너지와 영양소)가 우리가 섭취하는 음식을 통해 공급되는 것이다.

아기는 태어나서 만 2세까지 엄청난 속도로 자란다. 4~5개월이 되면 출생 시 몸무게의 2배, 돌이 되면 3배가 된다. 키는 생애 첫 1년간 거의 50%가 자란다. 하지만 만 2세가 되면서부터 성장 속도가 조금 줄어 초등학교 입학 전까지 키는 1년에 약 6.3cm, 몸무게는 1년에 약 3.2kg씩 는다. 이렇게 외적인 크기가 커지는 것뿐만 아니라 아이의 모든 기관들 역시 점차 튼실한 기능을 갖추어 간다.

'성장'이란 보통 아이의 키나 몸무게가 늘어나는 것 혹은 특정 부위의 크기나 길이가 늘어나는 것을 가리키는 양적인 개념이다. 반면 '발달'은 어떤 기관의 기능이 정교해지고 성숙되어 가는 질적인 개념이다. 아이가 양적으로나 질적으로나 정상적으로 성장, 발달하기 위해서는 많은 것이 필요하지만, 그 중 가장 기본이 되는 것이 바로 영양이다.

아이가 섭취한 식품은 위장관을 통과하면서 소화되어 영양소로 바뀌고, 장에서 흡수되어 아이 몸의 각 기관에 보내진다. 각 기관에서는 영양소를 재료로 자신의 조직을 양적, 질적으로 키우고 발달시키며, 노후된 부분을 보수하

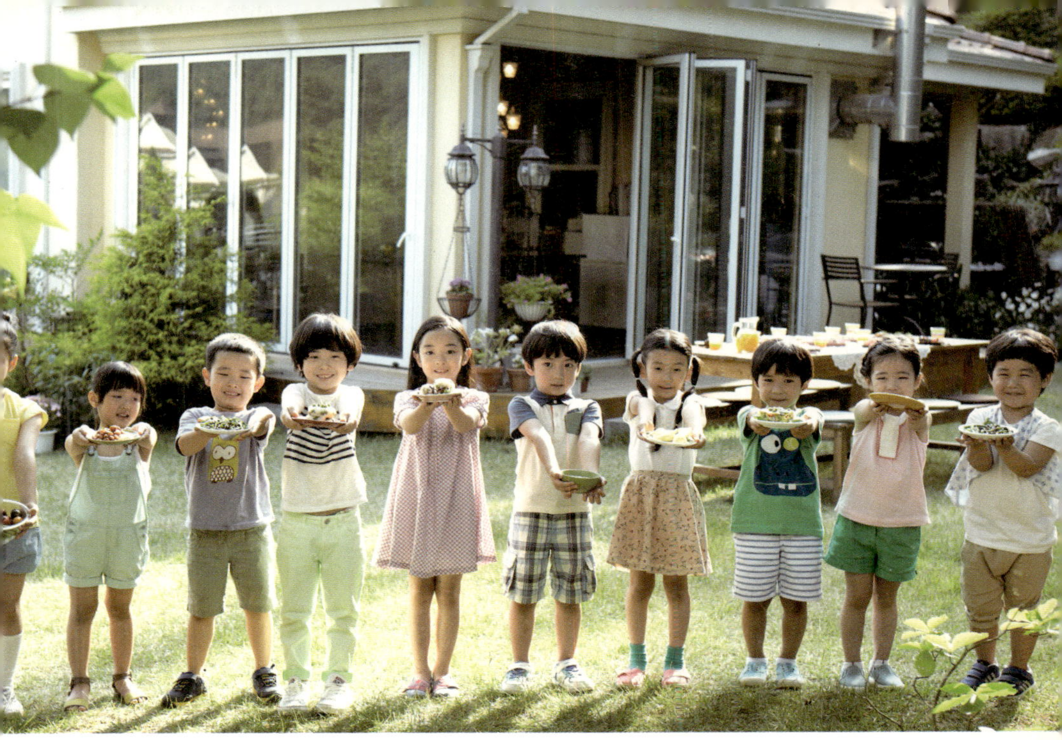

기도 한다. 식품 속에 들어 있는 여러 가지 영양소 중에서 우리 몸이 움직일 수 있도록 연료가 되어 주는 영양소는 탄수화물, 지방, 단백질이다. 탄수화물은 가장 빨리 사용할 수 있는 영양소이며, 지방은 은행의 저축과 같이 비상 시를 대비하여 저장해 놓는 영양소이다. 단백질은 연료로 사용될 수도 있지만 우선적으로는 몸을 구성하는 데 사용되는 영양소라고 할 수 있다. 이외의 다른 영양소도 각각 제 역할이 있어 각 기관에서 필요로 하는 영양소가 부족하면 아이 몸에 이상이 생기게 된다. 다시 말해 음식을 어떻게 먹느냐에 따라 아이가 건강하게 자랄 수도, 아플 수도 있는 것이다.

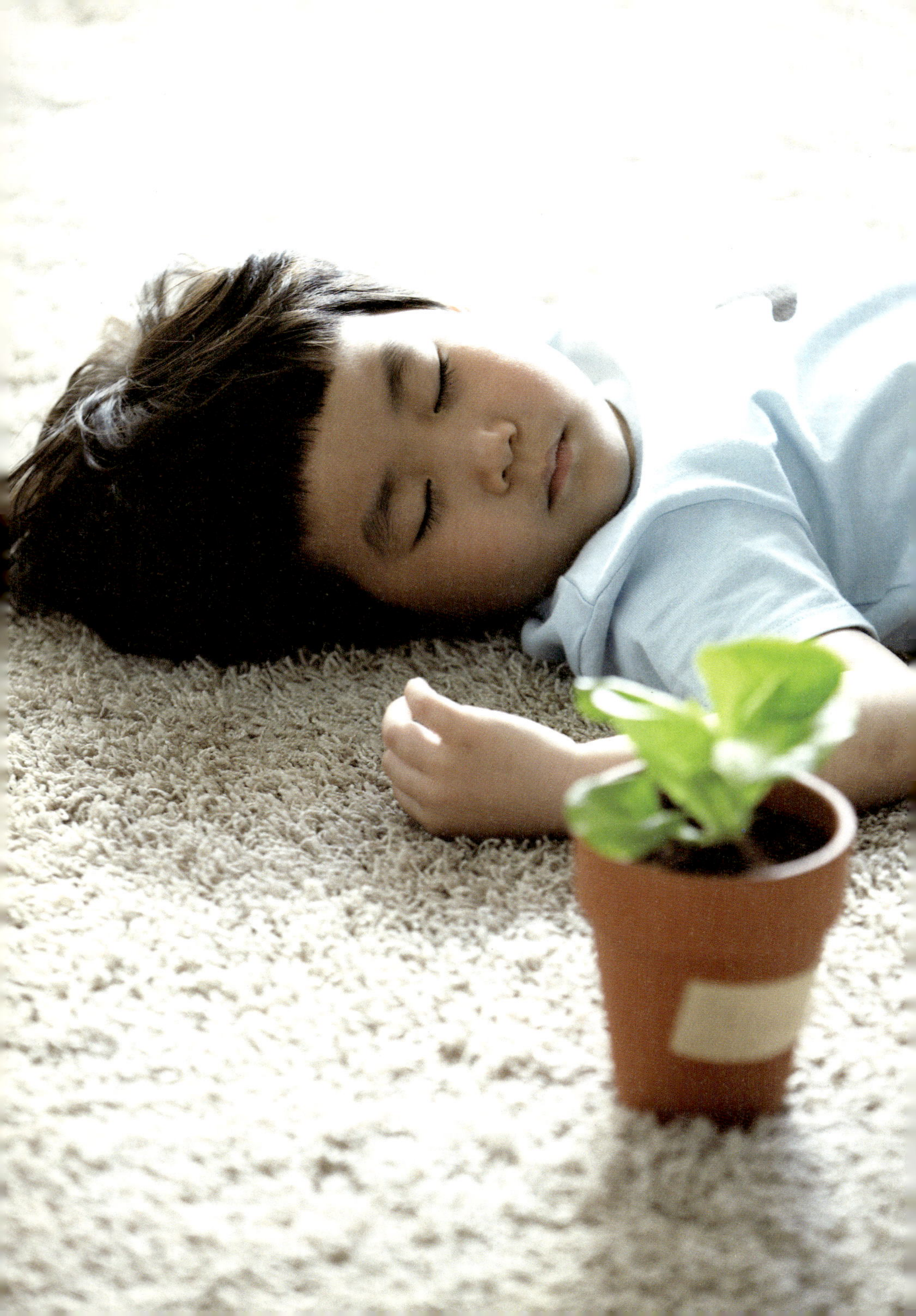

영양소, 뭉치면 살고 흩어지면 죽는다

영양계에는 독불장군이 없다. 아무리 중요한 영양소라도 혼자서는 절대로 힘을 쓸 수 없기 때문이다. 한 가지 영양소가 아무리 넘쳐나도 부족한 다른 영양소의 일을 대신해 주지 못한다. 탄수화물, 단백질, 지방, 그리고 모든 종류의 비타민과 무기질은 반드시 공존할 때에만 기능을 할 수 있다. 고구마 다이어트, 포도 다이어트, 황제 다이어트처럼 한 가지 음식만 먹는 원푸드 다이어트가 위험한 이유도 바로 이 때문이다.

예를 들어 비타민 A는 비타민 B군, 비타민 D, 비타민 E, 칼슘, 인, 아연이 같이 있을 때 자기 역량을 최대로 발휘할 수 있다. 탄수화물과 단백질은 1g당 4kcal의 에너지를 내고, 지방은 1g당 9kcal의 에너지를 낸다. 그러나 이런 영양소들이 있다고 에너지를 곧 낼 수 있는 것은 아니다. 밥을 지으려면 원료인 쌀뿐만 아니라 물, 불, 솥이 필요하듯 우리 몸에서도 연료가 제 역할을 하기 위해서는 열량 영양소뿐 아니라 비타민, 무기질도 골고루 함께 있어야 하는 것이다.

이 복잡한 영양학 용어를 좀 더 쉬운 일상의 용어로 해석해 보자. 아이의 점심으로 참치 샌드위치를 만들어 주고자 한다. 이때 통밀 빵 사이에 양파를 다져 넣은 참치 샐러드와 함께 양상추, 오이를 넣어 저지방 우유 한 컵과 함께 준다면 훨씬 더 영양적인 건강식이 된다는 것이다.

물론 아이마다 어느 한 가지 식품에 '꽂히는' 시기가 있다. 다른 식품은 다 거부하고 한 가지 식품에만 '올인'하거나 다른 식품을 먹는다 해도 아주 조금만 먹는 때가 있다. 하지만 그 식품이 아무리 영양가 있는 것이라도 절대 그 한 가지만으로는 아이가 건강하게 자랄 수 없다. 그러므로 부모는 아이가 어떻게든 다양한 식품을 먹도록 도와줘야 한다.

아이의 에너지 필요량은 개개인의 성장 속도와 신체 활동량에 따라 달라지기 때문에 개인차가 크다. 만 1세 아이의 에너지 필요량은 1일 800kcal 정도지만 만 6세의 활동적인 아이는 그 2배의 에너지가 필요하다. 이처럼 아이가 자람에 따라 총에너지 필요량은 점차 증가하지만, 체중 1kg당 필요한 에너지는 조금씩 감소된다. 생후 첫 1년간 급속도로 자라던 아이의 성장 속도가 점차 완화되기 때문이다. 3~5세 유아의 경우 하루에 필요한 1400kcal를 균형 있게 섭취하기 위해서는 단백질 식품은 1일 3회, 채소류는 5회, 과일류는 1회, 유제품은 2회 정도 먹어야 한다. 하지만 실제로 식사를 준비하는 엄마의 입장에서 아이에게 채소류를 하루 5회 먹인다는 것은 쉬운 일이 아니다.

〈어린이의 1일 에너지 필요 추정량〉

연령		에너지 필요 추정량(kcal)
1~2세		1,000
3~5세		1,400
6~8세	남	1,600
	여	1,500

출처: 한국영양학회, 한국인 영양 섭취 기준, 2010

이때 참고할 수 있는 것이 '식품 구성 자전거'다. 우리가 먹는 식품은 쉽게 '곡류', '고기 · 생선 · 계란 · 콩류', '채소 · 과일류', '우유 · 유제품류', '유지 · 당류' 등 여섯 가지 식품군으로 나누어 분류할 수 있다. 아이에게 매일 식품 구성 자전거의 여섯 가지 식품군을 골고루 먹이면 건강식의 기본을 갖출 수 있다. 여기에 한 가지 주의할 것이 '다양성'이다. 식품 구성 자전거에서 고기·생선·계란·콩류군에서는 오로지 계란만, 채소군에서는 오로지 당근만 먹는다면 그 역시 건강식이 될 수 없다는 얘기다. 같은 식품군에서도 매일, 매끼마다 다양한 식품을 선택하는 것이 좋다.

요리를 하다 보면 계속 같은 재료만 사용하게 된다. 그래서 식품 구성 자전거 표를 냉장고나 쉽게 보이는 곳에 붙여 두면 장을 볼 때나 식사 준비 시 도움이 되어 좋다.

〈식품 구성 자전거〉

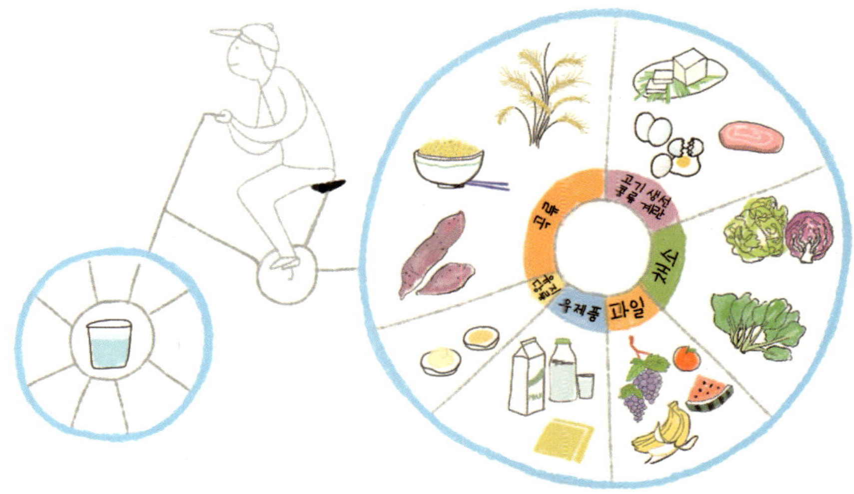

출처 : 한국영양학회

뇌의 **활동**을 돕는
탄수화물

영양가 없는 것을 소화시키느라 아이가 애쓰고 있다

우리나라 사람들이 가장 많이 먹는 음식은 무엇일까? 보건 복지부의 조사에 따르면 설문 대상자의 32%가 밥이라고 대답했다고 한다. 쌀 소비량이 점차 줄고 있다고 하지만 대한민국 사람이라면 아직까지는 '밥심'에 의해 산다고 할 수 있다. 밥의 주재료인 쌀은 78%가 탄수화물로 이루어져 있으니 우리나라 사람이 가장 많이 섭취하는 영양소 중 하나가 탄수화물인 것만은 분명하다.

최근 들어 많은 사람이 탄수화물을 '영양계의 악당'으로 생각하고 있다. 그러나 모든 탄수화물이 다 그런 것은 아니다. 특히 통곡류는 아이의 건강에 없어서는 안 될 꼭 필요한 식품이다. 탄수화물이 악당으로 오해를 받는 이유는 칼로리는 높으나 단백질, 비타민, 무기질 등의 영양소는 거의 없는 빈 칼로리

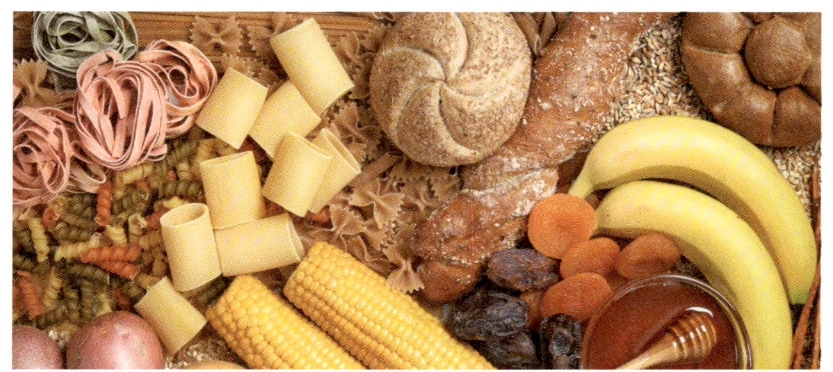

식품(Empty Calorie Food)이기 때문이다.

탄수화물은 단순당과 복합당으로 나뉘는데, 단순당은 단맛을 내는 분자 한 두 개로 이루어진 성분으로 탄산음료, 과자, 케이크 등에 많이 포함되어 있다. 이런 단순당 함량이 높은 '빈 칼로리 식품'은 섭취 후 바로 흡수되어 혈당을 급속히 올리기 때문에 대사적으로 좋지 않을 뿐 아니라 혈액 내 중성 지방을 증가시키고 비만의 원인이 될 수 있다.

혈액의 포도당 농도가 급격하게 높아지면 인슐린이 급히 출동해서 혈액의 포도당을 세포 안으로 보내 혈액 중의 포도당을 일정하게 유지하려고 한다. 이러한 단순당 과다 섭취로 인한 인슐린의 과다 분비는 장기적으로 당뇨병이나 대사증후군 등 만성 질환의 위험도를 높인다. 어릴 때부터 흰 설탕, 포테이토칩, 파이, 쿠키, 케이크류, 탄산음료, 사탕류, 흰 밀가루 등을 많이 먹어 인슐린이 과도하게 분비되면 성인이 되어 이런 질환에 노출될 확률이 높아지는 것이다. 그러나 통곡류, 콩류 등에 들어 있는 복합당인 식이 섬유소를 포함하는 탄수화물은 소화 흡수되는데 시간이 좀 더 걸리기 때문에 혈당의 상승이 완만해 몸에 유해하지 않을 뿐더러 오히려 몸에 꼭 필요하다.

우리 주변에는 아이들을 유혹하는 빈 칼로리 식품이 너무 많다. 한창 자라야 할 아이들이 영양가도 없는 것을 소화시키는 소모전을 하고 있는 것이다. 한 연구에 따르면 4살에서 19살까지의 아이들 중 3분의 1이 매일 이런 빈 칼로리 음식을 접한다고 한다. 이런 '좋지 않은 음식'으로부터 아이들을 지키기 위해 엄마들이 먼저 제대로 알아야 한다.

두뇌에 사용되는 포도당의 양은 아이나 어른이나 비슷하다

탄수화물은 우리가 움직이는데 필요한 에너지를 만드는 재료다. 탄수화물은 우리 몸의 세포 안에서 분해되어 에너지를 생성하는데, 특히 탄수화물 중 포도당은 뇌가 활동할 수 있는 1차 에너지원으로 주로 탄수화물 식품의 주성분인 전분(녹말)으로부터 얻어진다. 다시 말해 우리 아이들의 두뇌 활동을 하는데 없어서는 안 될 영양소가 탄수화물인 것이다.

탄수화물 중의 하나인 식이 섬유소 역시 여러 가지로 건강에 유익하다. 식이 섬유소는 분해되어 에너지를 내는 것은 아니지만, 장운동을 도와 변비를 예방하고 혈당이 급격히 올라가는 것을 막아 주는 중요한 역할을 한다. 식이 섬유소는 크게 두 가지로 분류되는데, 하나는 물에 녹는 가용성 섬유소이고, 또 하나는 물에 녹지 않는 불용성 섬유소이다. 가용성 섬유소는 장에서 콜레스테롤 흡수를 방해하여 혈중 콜레스테롤의 상승을 막고 심혈관 질환 예방과 치료에 도움이 되며, 주로 과일에 많이 함유되어 있다. 불용성 섬유소는 대변의 용량을 증가시켜 장의 운동을 도와 변비를 예방하며, 주로 잡곡과 채소류에 많이 들어 있다.

탄수화물을 지나치게 많이 섭취하면 비만의 원인이 된다. 체내 에너지가 충분하면 우리 몸은 비상시를 대비, 여분의 탄수화물을 글리코겐(Glycogen)으로 변형시켜 간 또는 근육에 저장하는데 문제는 간의 글리코겐 창고 용량이 썩 크지 않다는 점이다. 그래서 탄수화물이 간의 창고를 다 채우고도 남을 정도로 많으면 이때는 체지방으로 저장된다. 그 결과 여분의 탄수화물이 많아질수록 몸에 쌓이는 체지방도 많아지게 되는 것이다. 그러나 몸의 에너지 사용량이 많아지면 쌓여 있던 체지방이 다시 분해되어 에너지로 사용되기 때문에 체지방 역시 줄어들게 된다.

만 1세 이후에는 두뇌에서 사용되는 포도당의 양이 거의 성인과 비슷하게 안정적으로 유지된다. 탄수화물의 섭취량은 총 섭취 에너지의 60% 내외 정도가 적당하다.

성인의 섬유소 권장량은(25g) 에너지 섭취량을 기준으로 심혈관 질환을 예방하는 수준에서 설정되었다. 성인에 비해 에너지 필요량이 적은 아이들의 섬유소 필요량 역시 상대적으로 적다. 한국영양학회에서 권장하는 섬유소 섭취량은 1~2세는 10g, 3~5세는 15g, 6~8세 남아는 20g, 여아는 15g이다.

몸에 좋은 탄수화물은 현미, 통밀, 보리, 귀리, 조, 수수 등 통곡류와 채소, 과일에 많으므로 흰쌀보다는 잡곡을, 흰빵보다는 통곡으로 만든 빵을, 정제된 곡류로 만든 단맛의 시리얼보다는 통곡으로 만든 무가당의 시리얼을 먹이는 것이 좋다. 과일 주스도 시판하는 것보다는 집에서 직접 갈아 건더기까지 마시게 하는 것이 좋다.

03

아이 몸을 **튼튼**하게
쌓아 올리는 벽돌, **단백질**

동물성 단백질을 먹일 것인가, 식물성 단백질을 먹일 것인가

인체는 물이 60%, 그리고 나머지 근육, 피부, 머리카락 등 약 20% 가량이 단백질로 구성되어 있다. 사람을 물질로만 본다면 거대한 '단백질 덩어리'인 셈이다. 단백질은 우리 몸이라는 빌딩을 짓는 '벽돌'과 같은 역할을 한다.

단백질은 몸 안에서 소화되면 아미노산이란 작은 물질로 쪼개진 후 흡수되는데, 우리 몸의 세포 안으로 들어온 아미노산은 다시 서로 연결되어 단백질로 합성되는 놀라운 과정이 일어난다. 아미노산의 종류는 모두 20가지인데 이 20가지의 아미노산이 다양한 형태로 결합하여 수천 종의 단백질을 만든다. 이 수천 종의 단백질은 각각 다른 기능을 가지고 있어 몸 안에서 적재적소에 배치되어 사용된다. 그중에서도 단백질의 가장 중요한 역할은 몸의 새로

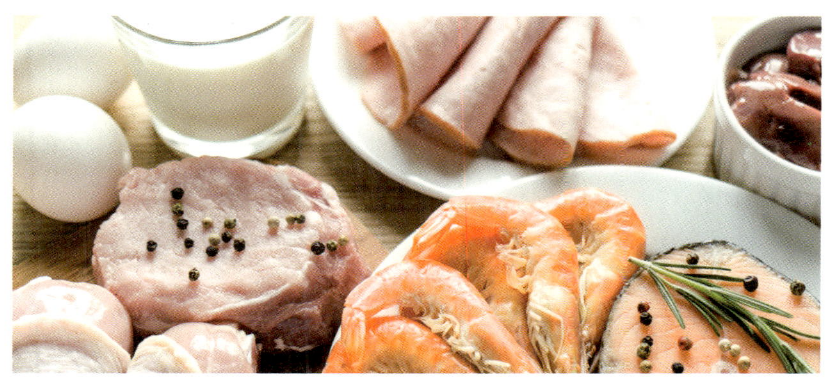

운 조직을 건축하고 손상된 세포를 보수하는 일이다. 단백질은 근육을 발달시켜줄 뿐만 아니라 근육을 건강하게 유지하는 데도 필요하며, 호르몬과 효소를 만드는 재료가 되고 혈액의 산도를 조절하기도 한다.

단백질은 크게 완전 단백질과 불완전 단백질로 분류된다. 완전 단백질은 필수 아미노산을 모두 적절히 함유하고 있는 것이고, 불완전 단백질에는 필수 아미노산이 몇 가지 부족한 것을 의미한다. 우리가 잘 아는 것처럼 완전 단백질은 계란, 우유, 고기, 생선 등에 포함되어 있다.

엄마들은 보통 자라는 아이들에게는 반드시 동물성 단백질을 많이 먹여야 한다고 생각해 고기를 먹이기 위해 애를 쓴다. 그러나 무조건 고기를 많이 먹이는 것이 정말 아이에게 좋은 것인지는 다시 한 번 생각해 보아야 한다. 동물성 식품에 필수 아미노산이 많이 들어 있는 것이 사실이지만 이와 함께 포화지방산과 콜레스테롤 함량도 높아 지속적으로 많은 양을 섭취하면 심혈관 질환을 일으키기 쉽다. 또한 광우병, 조류독감, 해양 오염 등의 문제로 쇠고기, 닭고기, 계란, 생선에 대한 안전상의 문제가 대두되고 있다는 사실에도 경각심을 가져야 한다. 또한 우리가 즐겨 먹는 삼겹살이나 숯불갈비 등 직화로 구운 고기는 어떠한가. 단백질은 튀기거나 높은 열을 가하면 조직이 변하는데, 이렇게 '변성되는 단백질'이 아이 몸에 좋은 영향을 미칠 리 없다. 반면 식물성 식품에는 동물성 식품에 비해 단백질의 양이나 필수 아미노산이 상대적으로 적게 함유되어 있긴 하지만, 포화지방산과 콜레스테롤도 들어 있지 않다 (야자유나 팜유에는 예외적으로 포화지방산이 많다). 그러나 그 중에서 '밭에서 나는 쇠고기'라고 하는 콩은 계란이나 우유에 뒤지지 않을 만큼 필수 아미노산 함유량이 많으며, 이외 견과류, 버섯 등도 좋은 단백질 급원 식품이다.

완전 단백질 식품을 섭취하면 소량으로도 필요한 필수 아미노산이 충족된다. 또한 음식을 적절하게 골고루 먹는다면 식물성 식품만으로도 필요한 단백질을 섭취할 수 있다. 동물성 단백질 식품의 섭취량을 줄이는 대신 콩과 같은 다양한 식물성 식품에서 단백질을 얻는 것이 더 좋다고 할 수 있다.

단백질도 많이 먹으면 살이 찐다

'Protein(단백질)'의 어원은 그리스어 'Proteios(첫 번째, 가장 중요한)'이다. 단어만 봐도 단백질이 얼마나 중요한지 알 수 있다. 물론 단백질이 아이의 성장에 빠져서는 안 되는 영양소이긴 하지만, 최근 '단백질은 많이 먹어도 살이 찌지 않는다.', '단백질을 많이 먹으면 근육질이 된다.'는 통설 때문에 너도나도 저지방 고단백식에 열을 내고 있다. 사람들의 이런 지나친 '단백질 사랑'의 영향으로 아이들도 고기와 햄, 소시지 같은 육가공품을 지나치게 많이 먹고 있어 우리나라 소아의 평균 단백

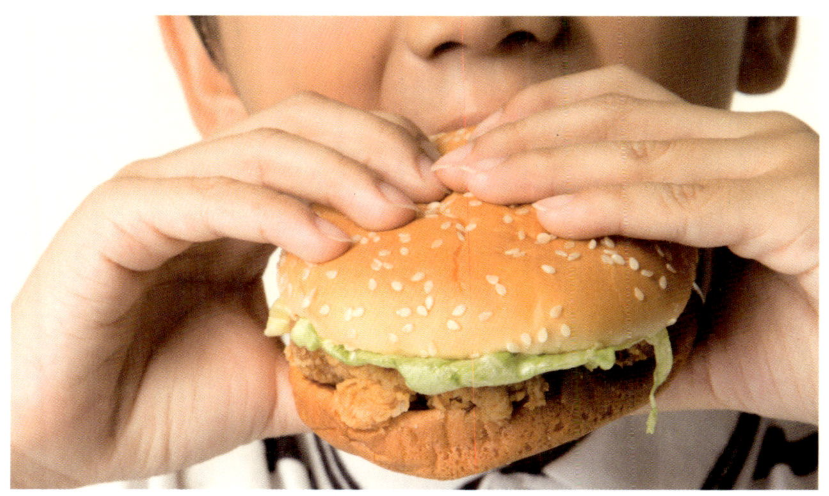

질 섭취량은 권장량의 2배를 넘는다.

그러나 단백질도 1g에 4kcal의 에너지를 내므로 많이 먹으면 살이 찐다는 사실에 주의해야 한다. 또한 단백질이 근육을 만드는 데 도움이 되는 것은 사실이지만 단백질을 많이 먹는다고 해서 무조건 초콜릿 복근이 생기는 것은 아니다. 근육질 체형을 만들기 위해서는 운동이 병행되어야 한다.

햄버거 하나를 먹는 대신, 햄버거 빵을 빼고 햄버거 파티(고기)만 세 장을 먹는 것이 살을 빼는 데 더 효과적이라고 믿는 부모들이 있다. 하지만 앞서 설명한대로 단백질도 엄연히 에너지를 보유하고 있고, 더군다나 대부분의 동물성 단백질 식품은 포화지방을 함께 가지고 있어 과식할 경우 더 살이 찌기 쉽다.

단백질 필요량은 질소 평형(체내 단백질이 적자인지 흑자인지를 나타내 주는 지표) 및 단백질 식품의 질, 그리고 성장 속도를 기준으로 산정되는데, 에너지와 마찬가지로 단백질 필요량도 나이가 증가함에 따라 점차 증가한다. 그러나 체중 1kg당 필요 단백질량은 조금씩 감소한다. 1세까지는 체중 1kg당 단백질 필요량이 성인의 2~3배이고, 2세 이상의 아이는 성인의 1.5~2배이다.

〈어린이의 1일 단백질 권장 섭취량〉

연령		단백질 권장 섭취량(g)
1~2세		15
3~5세		20
6~8세	남	25
	여	25

출처: 한국영양학회, 한국인 영양 섭취 기준, 2010

살코기, 생선, 계란, 메추리알 같은 알류나 저지방 우유나 저지방 요구르트, 치즈, 탈지분유 등의 유제품, 콩이나 두부, 두유, 된장, 청국장 등 콩으로 만든 식품들은 단백질계의 좋은 친구다. 그러나 된장, 청국장 등은 나트륨 함량이 높으므로 가능한 한 저당·저염을 선택하고, 돼지고기도 지방이 많은 삼겹살보다는 앞다릿살 등 기름기가 적은 부위를 선택해 아이에게 질 좋은 단백질을 주기 위한 세심한 배려가 필요하다.

04

지방,
정말 **건강**의 **적**인가?

잘 다스리면 명약, 잘못 다스리면 독소

현대인의 최대 고민 중 하나인 비만. 사람들은 비만의 주범인 지방을 '공공의 적'으로 생각한다. 그러나 '올바르게 섭취하면 많은 병을 고친다'라고 할 정도로 지방은 사람에게 꼭 필요한 영양소다. 사실 지방은 그 특성 때문에 '병 주고 약 주고' 하는 영양소가 맞긴 하다. 적당히 섭취하고 잘 다스리면 명약이 될 수도 있지만, 과다 섭취하면 아이를 각종 성인병에 노출시킬 수 있는 독소가 될 수 있기 때문이다. 몇 년 전 트랜스 지방에 대한 경고가 한바탕 휩쓸고 간 후 지방 섭취에 대한 엄마들의 경각심이 높아진 것이 사실이지만, 그래도 여전히 지방은 엄마의 철저한 관리 감독이 필요한 영양소이다.

아이의 식사에서 지방은 탄수화물이나 단백질만큼 중요하다. 지방은 호르몬, 모든 세포 – 특히 뇌세포와 소화 기관 세포–를 구성하고, 혈관을 튼튼하게 만든다. 또 신경, 근육 신호 전달 체계를 구축하고 원활한 내분비 기관과 효소의 작용을 도울뿐 아니라 지용성 비타민(A, D, E, K) 흡수에 중요한 역할을 한다.

지방이 이렇게 중요한 역할을 수행한다고 해서 탄수화물만큼 많은 양이 필요한 것은 아니다. 지방은 탄수화물이나 단백질에 비해 2배 이상의 에너지를 내기 때문에 1일 에너지 섭취량 중 20~30% 정도로 충당하면 된다. 조금만 먹어도 많은 칼로리를 내는 효율적인 영양소인 것이다.

그렇다고 아이에게 어른처럼 저지방 식사를 강조하다 보면 일부 비타민과 무기질 섭취량이 부족해질 수 있다. 청소년이나 성인에 비해 식사량이 적은 아이들에게 지방 섭취는 매우 중요하다. 한국영양학회에서는 1~2세의 아이에게는 총에너지의 20~35%를, 3세 이상의 아이에게는 총에너지의 15~30%를 지방으로 섭취하도록 권장한다. 그러나 3세 이상의 경우 총에너지의 30% 이상을 지방으로 섭취하는 것, 총에너지의 10% 이상을 포화지방으로 섭취하는 것, 그리고 1일 300mg 이상의 콜레스테롤을 섭취하는 것은 모두 바람직하지 못하다. 왜냐하면 이런 식습관은 나중에 심혈관 질환을 일으킬 수 있기 때문이다. 고지방 식사는 뇌졸중, 심장병, 성인병, 암 발생 확률을 높인다.

모든 지방은 지방산(Fatty Acid)과 글리세롤(Glycerol)이라는 동일한 화학 성분으로 이루어져 있다. 다만, 종류별로 그 배열 순서와 길이, 양이 다를 뿐이다. 지방은 보통 포화지방산, 불포화지방산, 트랜스 지방산 3가지로 나뉘는데 각각 어떤 역할을 하는지 알아보자.

포화지방산(Saturated Fatty Acids)

경계해야 할 지방 중 하나인 포화지방산은 실온에서 보통 고체의 형타를 유지하고 있으며, 육류나 우유, 그리고 유제품 등 주로 동물성 식품에 들어 있다. 하지만 예외 없는 법칙은 없는 법. 동물성 식품 중에서 생선의 지방은 대부분이 불포화지방산이고, 식물성 식품 중에서 야자유나 코코넛의 지방은 포화지방산이 많다. 많이 섭취하면 혈액 내 콜레스테롤 농도가 높아진다. 간에서 포화지방을 재료로 콜레스테롤을 만들어 내기 때문이다. 콜레스테롤은 우리 몸에서 지방 소화에 도움을 주는 담즙산, 그리고 코티손(Cortisone)이나 성 호르몬을 만드는 중요한 물질이긴 하지만, 필요량 이상으로 많아질 경우, 혈관 벽에 달라붙어 혈관을 좁게 만들고 혈액 순환을 방해함으로써 고혈압, 동객 경화증 등 각종 심혈관 질환을 일으키는 주범이 된다.

트랜스 지방산(Trans Fatty Acids)

트랜스 지방산은 액체 기름에 강제로 수소를 첨가하여 고체로 만든 기름인 마가린이나 쇼트닝에 많이 함유되어 있다. 기름에 굳이 이렇게 수소를 첨가하는 이유는 보존성, 가공성 등을 높이기 위해서다. 쇼트닝으로 만든 페이스트리, 도넛, 쿠키, 빵, 피자, 프렌치프라이, 과자류는 트랜스 지방 덩어리라고 보면 된다. 트랜스 지방산은 심혈관 질환을 일으킬 위험이 포화지방산보다 더 높으므로 되도록 먹지 않도록 한다.

불포화지방산(Unsaturated Fatty Acids)

불포화지방산은 실온에서 주로 액체의 형태를 띠고 있으며, 주로 식물성 식품에 존재한다. 하지만 여기에도 예외는 있다. 앞에서 설명한 것처럼 식물성 식품 중에서 야자유나 코코넛의 지방은 대부분 포화지방산이고, 동물성 식품 중에서 생선의 지방은 대부분 불포화지방산이다. 불포화지방산은 다시 다가 불포화지방산(Polyunsaturated Fatty Acids, PUFA)과 단가 불포화지방산(Monounsaturated Fatty Acids, MUFA) 두 종류로 나뉜다. 이 두 가지 모두 혈중 콜레스테롤 농도를 낮추지만, 그중에서도 단가 불포화지방산은 몸 안의 나쁜 콜레스테롤(LDL-콜레스테롤) 농도는 낮추고, 심혈관 질환을 예방해 주는 좋은 콜레스테롤(HDL-콜레스테롤) 농도는 높인다. 다가 불포화지방산도 오메가6 또는 오메가3 지방산 두 가지로 구분되는데, 이 중 오메가3 지방산은 혈중 중성 지방을 낮추는 역할을 한다. 다가 불포화지방산은 생선, 특히 고등어, 꽁치, 청어, 연어, 참치 같은 등푸른생선 기름에 들어 있고, 식물성 유지류(야자유, 코코넛유는 제외)나 견과류 등에도 함유되어 있다. 단가 불포화지방산은 카놀라유, 올리브유 등 액체 기름, 땅콩, 호두, 아몬드, 해바라기 씨 등 견과류에 들어 있다. 식물성 기름에 들어 있는 필수 지방산은 성장과 두뇌 발달에 필요한 영양소이지만 조리에 소량 사용하는 것만으로도 충분하다.

05

작은 거인, **비타민**

비타민은 부족해도, 많이 먹어도 독이 된다

　　　　　　　　　　　인류는 오래 전부터 채소나 과일 등을 통해 비타민을 섭취해 왔지만, 비타민이 발견된 것은 그리 오래되지 않는다. 1900년대 초까지만 해도 동물에 필요한 성분은 탄수화물, 단백질, 지방, 무기질, 물 다섯 가지라고 생각했다. 그러나 이 다섯 가지를 골고루 포함시켜 만든 사료를 동물에게 주었지만 제대로 성장하지 못하거나 생존하지 못한다는 사실에 주목, 무언가 빠졌다고 생각한 과학자들은 생명 유지에 필요한 물질에 대해 연구하기 시작했고, 1912년 폴란드의 화학자 C.풍크가 쌀겨로부터 비타민 성분을 분리하는 데 성공하면서 비타민이라는 물질을 발견하게 된다.

　비타민은 아이가 자라고, 활동하고, 생각하고, 배우는 데 꼭 필요한 영양소다. 그러나 체내에서 합성되는 몇 가지 종류를 제외하고는 대부분 외부에서 공급해 줘야 하는 영양소다. 우리 몸이 필요로 하는 비타민은 아주 소량이기 때문에 비타민을 '미량 영양소'라고 부른다. 비타민에는 비타민 A, D, E, K, B_1, B_2, B_6, C, 엽산, B_{12}, 나이아신, 판토텐산, 비오틴 등 종류가 다양하지만, 종류별로 자기만의 독특한 역할을 수행하기 때문에 어떤 비타민도 다른 종류의 비타민이 할 일을 대신해 줄 수 없다.

문제는 비타민은 여러 가지 비타민과 영양소들이 골고루 있을 때 시너지 효과가 나타난다는 것이다. 예를 들어 비타민 A는 비타민 B군, 비타민 D, 비타민 E, 칼슘, 인, 아연과 함께 있을 때 최고의 기능을 발휘한다. 또 비타민 A는 비타민 C가 산화되는 것을 막는다. B군 비타민도 단독으로 있을 때보다 같이 있을 때 그 효과가 배가 된다. 예를 들어 비타민 B_1은 비타민 B_2, B_6, B_{12}와 판토텐산과 함께 섭취할 때 최선의 기능을 발휘한다.

하지만 비타민 종류 한 가지만 부족해도 몸 전체가 위험해진다. 예를 들어 비타민 A 한 가지가 부족해도 실명, 정신 지체, 발육 부진, 빈혈, 신장염, 기관지염, 치아 발육 부진 등 수많은 문제가 생긴다. 비타민이 적절히 공급되지 않으면 우리 몸의 기능은 점점 저하된다. 그러다 급기야는 사망하게 된다. 그렇다고 비타민을 많이 섭취할수록 좋다는 얘기는 결코 아니다. 과유불급은 비타민 세계의 중요한 원리다.

아이의 몸이 정상적으로 만들어지고, 자라고, 기능하기 위해서는 비타민을 포함하여 약 50가지의 영양소가 골고루 다 필요하다. 다행히 모든 비타민은 자연 식품에 소량씩 다 들어 있다. 그러나 모든 종류의 비타민이 다 들어 있는 식품은 없다. 음식을 골고루 먹어야 하는 이유가 바로 이 때문이다.

⟨각 비타민의 기능과 함유 식품⟩

종류		역할	함유 식품
비타민 A		시력 보호, 면역력 증강, 성장 촉진, 항산화 작용, 기관지, 피부 · 모발 · 치아 · 잇몸 건강 유지, 일부 암 예방, 혈액 내 나쁜 콜레스테롤 농도 저하	버터, 동물의 간, 우유, 치즈, 난황, 녹황색 채소(당근, 늙은 호박 등), 고구마 등
비타민 D		골격 및 치아 건강 유지, 결막염 및 감기 예방	동물의 간, 정어리, 청어, 연어, 참치, 우유 및 유제품, 난황, 생선 기름 등
비타민 E (토코페롤)		성장 촉진, 항산화 작용, 세포막 보호, 피로 해소, 이뇨 작용, 항응고 작용, 흉터 치료(외용약)	밀의 씨눈, 식물성 기름, 브로콜리, 통곡류, 계란, 시금치, 대두 등
비타민 K		프로트롬빈 생산을 통한 혈액 응고 및 지혈 작용, 내출혈 예방, 코피 예방	요구르트, 난황, 아마씨유, 간유, 녹색 잎채소, 나또, 우유 등
비타민 B군	B₁ (티아민)	효소 작용, 영양소 대사, 정상적 식욕 유지, 소화 촉진, 멀미 예방, 질병이나 스트레스 극복, 신경계 · 근육 · 심혈관계의 건강 유지	통곡류, 오트밀, 돼지고기, 동물의 간, 생선, 콩류, 땅콩 등
	B₂ (리보플라빈)	성장 촉진, 피부 · 모발 · 손톱 건강 유지, 눈의 피로 해소, 에너지 대사, 구강 · 입술 · 혀의 건강 유지	동물의 간 및 신장, 우유, 요구르트, 치즈, 계란, 녹색 잎채소, 생선 등
	B₃ (나이아신)	호르몬 생산, 조직의 보수, 영양소 대사, 뇌신경계 건강 유지(현기증 예방), 소화기계 건강 유지(설사 및 복통 예방), 혈중 중성 지방 및 콜레스테롤 농도 저하	동물의 내장류, 살코기, 밀의 씨눈, 땅콩, 닭고기, 무화과, 대추, 아보카도, 생선, 계란, 통밀 등
	B₅ (판토텐산)	부신 기능 유지, 에너지 대사, 항체 생산을 통한 면역력 증강, 상처 회복, 피로 예방	동물의 간 및 신장, 고기, 난황, 통곡류, 통밀, 밀의 씨눈, 견과류, 녹색 채소 등

B$_6$ (피리독신)	항체 생성을 통한 면역력 증강, 적혈구 생산, 비타민 B$_{12}$의 흡수 증진, 위산 생산, 단백질과 지방 대사, 신경계 및 피부 건강 유지, 멀미 예방, 이뇨 작용, 근육 경련(쥐 남) 예방, 당뇨병 환자의 혈당 개선	고기, 생선, 갑각류, 통밀, 밀의 씨눈, 동물의 간 및 신장, 양배추, 감자, 우유 등
B$_{12}$ (코발아민)	성장 촉진, 식욕 증진, 집중력, 기억력 및 평형 감각 증진, 적혈구 생산을 통한 빈혈 예방, 에너지 대사, 신경계 건강 유지(불안 및 초조감 예방)	동물의 간 및 신장, 고기, 생선, 갑각류, 우유, 계란, 치즈 등
H (비오틴)	효소 작용, 성장통(근육 경련) 예방, 피부 습진 예방, 두피와 모발 건강 유지	동물의 간 및 신장, 고기, 난황, 우유, 현미, 견과류, 과일, 채소 등
엽산	성장 촉진, 효소 작용, 태아의 신경관 손상 예방, 피부 건강 유지, 항체 생산을 통한 면역력 증강, 빈혈 예방, 질병 후 식욕 증진, 식중독 및 기생충 감염 예방, 진통 작용	동물의 간, 소고기, 녹색 잎채소, 감자, 당근, 난황, 살구, 늙은 호박, 콩, 아보카도, 통길, 호밀가루 등
비타민 C	항산화 작용, 감염 · 발열 · 알레르기 · 결막염 · 괴혈병 예방, 피부 및 치아 건강 유지, 조직 보수, 혈중 콜레스테롤 농도 저하, 변비 예방, 철분 흡수 도움	감귤류, 딸기, 녹색 잎채소, 풋고추, 콜리플라워, 감자, 고구마 등

많은 부모가 비타민 보충제를 현대판 보약으로 생각한다. 그래서 아이가 밥을 잘 안 먹을 때, 혹은 성장이 부진할 때, 혹은 면역력이 떨어졌다 싶을 때 비타민 보충제를 먹이면서 마음의 위안을 얻는다. 또 양적으로도 비타민 보충제를 많이 먹일수록 아이의 건강이 좋아질 거라고 기대한다. 하지만 비타민은 부족해도 문제지만, 과해도 독이 된다.

비타민은 크게 기름에 녹는 지용성 비타민과 물에 녹는 수용성 비타민으로

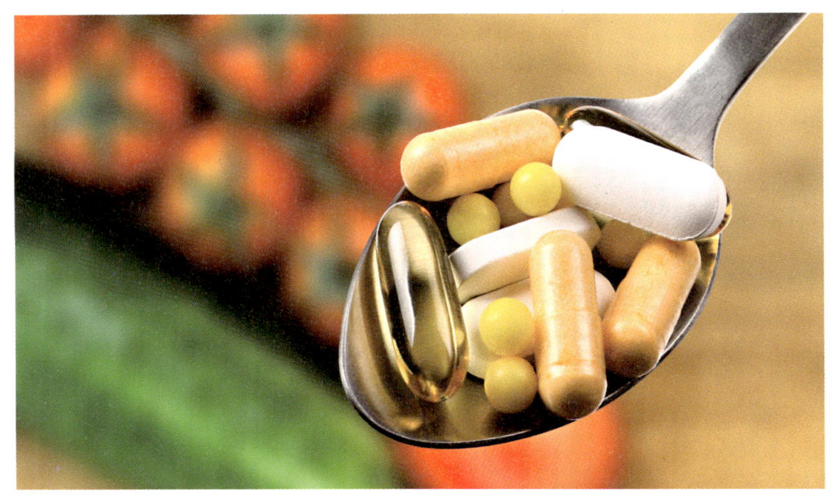

분류할 수 있다. 지용성 비타민은 비타민 A, D, E, K이며, 수용성 비타민은 비타민 B군과 비타민 C이다. 수용성 비타민은 몸에 저장되지 않는다. 즉, 필요량 이상 섭취하면 곧 배설된다. 그래서 매일 섭취해야 한다. 그러나 지용성 비타민은 몸에 저장된다. 그래서 과량 섭취하면 독성이 나타나는 것이다.

비타민 A가 과잉되면 구강 궤양, 빈혈, 메스꺼움, 불안, 흐린 시야, 피부 건조, 탈모, 입술 통증, 구토, 간 종대(간이 커지는 증상), 두통, 뼈의 통증, 복통, 손톱이 쉽게 부서지는 증상들이 나타난다. 비타민 C를 너무 많이 섭취하면 설사, 피부 발적(빨갛게 됨), 배뇨 시 통증(따가운 느낌)이 생기고 비타민 B_{12}와 엽산 저장고가 고갈된다. 비타민 D의 과잉 섭취는 메스꺼움, 구토, 식욕 부진, 체중 감소, 두통, 연조직의 칼슘 침착, 빈뇨(잦은 소변), 설사, 현기증, 근육 약화되고, 비타민 B_3(니아신)는 황달, 피부 열감(위험하지는 않으나 불편한 정도), 머리의 맥박이 느껴짐, 근육 경련(쥐 남) 등을 일으킬 수 있다.

비타민 보충제는 결코 만병통치약이 아니다. 식사는 엉망으로 하면서 비타민 보충제를 먹는다고 결코 건강해질 수는 없다는 얘기다. 그리고 비타민은 약제보다는 자연식품으로 섭취하는 것이 훨씬 더 효과적이다. 비타민을 약제로 섭취할 경우 위장 장애가 일어나는 경우가 종종 있지만, 자연식품에 들어 있는 비타민은 그런 증상이 거의 없다. 또 소아용 비타민 보충제에는 대개 인공 색소, 향료, 설탕, 기타 첨가물이 들어 있는 경우도 많다. 하지만 자연식품으로 비타민을 섭취하면 식품이 보유하고 있는 천연의 미량 영양소를 덤으로 얻을 수 있고 과잉증(독성)이 나타날 염려도 전혀 없다. 보충제는 말 그대로 보조 역할을 할 뿐이다. 자연에서 얻은 비타민이 가장 좋은 영양소라는 사실을 잊지 말도록 하자.

쉽게 파괴되는 비타민, 전략적으로 접근하라

비타민(Vitamin)의 'Vita'는 라틴어로 '생명'을 의미한다. 비타민은 생명 유지에 필수적인 물질이기도 하지만, 종종 펄떡이는 생명력을 상징하기도 한다. 그래서 우리는 생활에 활력이 넘치고, 조직에 활기를 불어넣는 사람을 보고 비타민 같은 존재라고 부른다.

앞에서도 설명했지만, 비타민은 영양제보다 자연식품으로 섭취하는 것이 가장 좋다. 그러나 비타민은 조리 시 쉽게 파괴되므로 취급할 때 주의가 필요하다. 비타민이 많이 포함되어 있는 식품의 대표적인 종류가 채소와 과일이다. 채소는 수용성인 비타민 B와 C가 유실되기 쉬우므로 물에 오래 담가 두지 않는 것이 좋다. 채소는 흐르는 물에 씻고, 채소를 삶을 때에는 소량의 물에 재

빨리 데치도록 한다. 채소를 조리할 때 베이킹 소다를 사용하면 비타민 B_1과 C가 파괴되므로 사용하지 않는 것이 좋다. 그리고 채소나 과일을 미리 썰어 놓으면 비타민이 파괴되므로 먹기 직전에 썬다. 매번 조리할 때마다 채소를 써는 게 귀찮다면 미리 썰어두되 냉장고에 보관하기보다 냉동으로 보관하고, 녹기 전 냉동 상태에서 바로 조리하는 것이 비타민 손실을 줄이는 방법이다.

채소는 냉장고에 1주일 이상 보관하지 않는 것이 좋은데, 만약 채소를 오래 보관해야 한다면 차라리 냉동 채소를 구입하는 것이 비타민 손실률이 더 적다. 감자는 껍질째 조리하는 것이 비타민 C의 손실을 줄일 수 있고, 곡류는 껍질과 씨눈에 비타민이 밀집되어 있으므로 백미보다는 현미를, 흰 밀가루보다는 통밀 가루를 선택하도록 한다.

비타민을 보존하기 위해서는 식기 선택도 주의해야 한다. 구리 용기는 비타민 C, 엽산, 그리고 비타민 E를 파괴시키므로 피하는 것이 좋고, 철제 용기도 비타민C를 파괴시키므로 채소와 과일은 되도록이면 칼을 대지 않는 것이 좋다. "과일은 어떻게 깎아 먹고, 채소는 어떻게 썰라는 거야?"라고 되묻는 사람도 있을 것이다. 일상생활에서 모든 것을 원칙대로 철저하게 지킬 수는 없겠지만 영양소의 기본 원리를 알고, 샐러드를 먹을 때는 채소를 칼로 썰기보다 손으로 찢어서 준비하고, 껍질째 먹을 수 있는 과일은 유기농으로 구매해 깨끗하게 씻어서 주는 등 생활의 지혜를 발휘하는 것만으로도 충분하다.

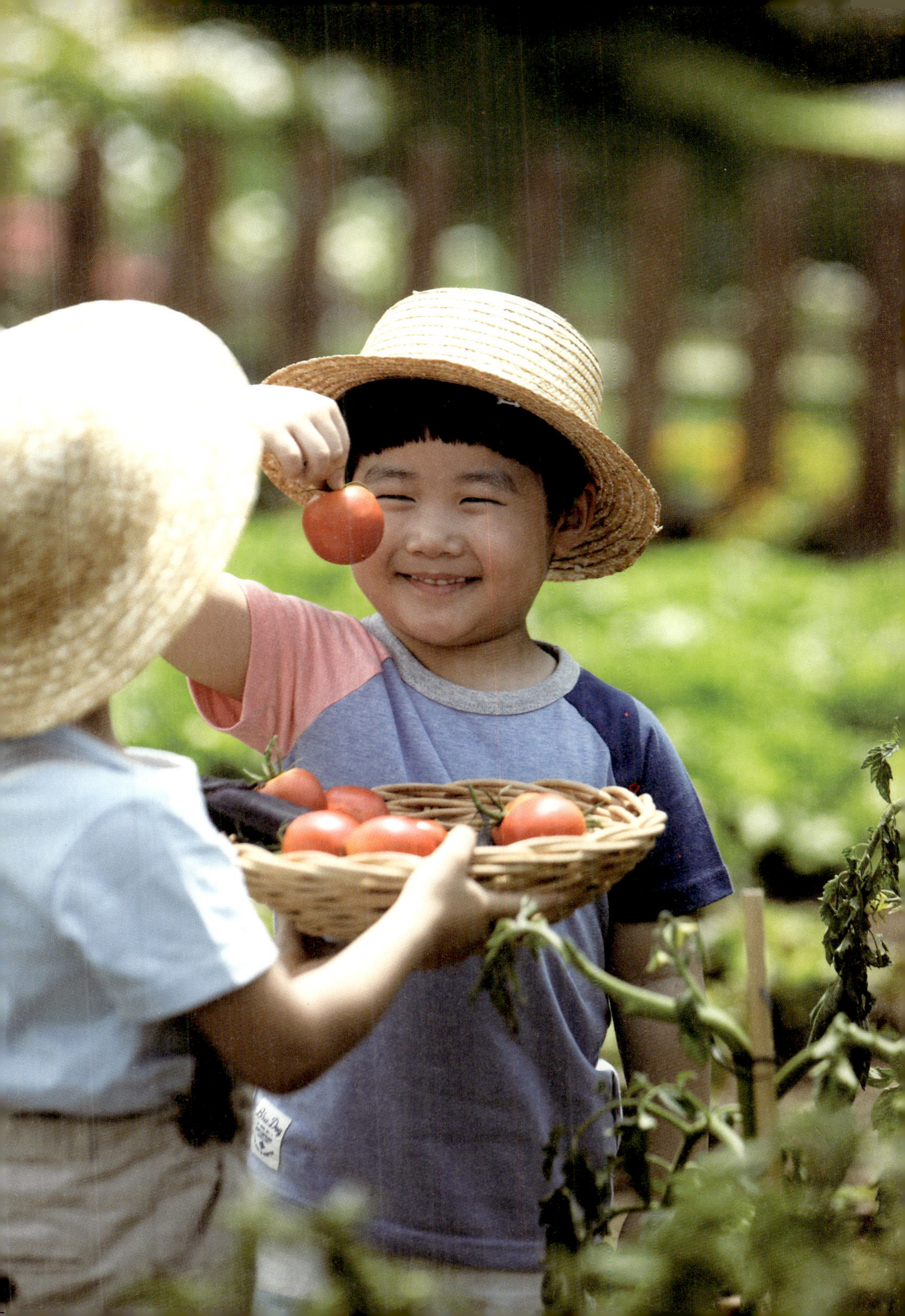

06

인체의 **활동** 스위치,
무기질

필요량은 소량인데, 왜 이렇게 섭취가 힘들까?

불꽃놀이를 위해 화약을 아무리 많이 가지고 있어도 도화선이 없으면 불꽃을 낼 수 없다. 무기질은 화약에 불을 붙이기 위한 도화선 같은 것으로 인체 내 모든 활동(신진대사)의 스위치를 켜는 역할을 한다. 인체에서 영양소가 차지하는 비율은 물, 탄수화물, 단백질, 지방 등이 96.5%로 거의 전체라고 할 수 있다. 무기질이 차지하는 분량은 겨우 3.5%이지만, 이 3.5%가 없으면 사람의 몸은 조금도 움직이지 못하게 된다. 기계는 있는데 기름을 치지 못해 돌아가지 않는 것과 마찬가지다.

무기질에는 칼슘, 인, 나트륨, 염소, 칼륨, 마그네슘, 철분, 아연, 구리, 불소, 망간, 요오드, 셀레늄, 몰리브덴 등 다양한 종류가 있다. 무기질은 각종 영양소를 이용하고, 합성하고, 분해하는 기본적인 생리 활성 작용과 효소 작용을 맡고 있다. 이들 무기질은 극히 소량이 필요하지만, 각각 제 역할이 있어 하나라도 없으면 인체의 기능이 상실된다. 즉, 무기질이 없는 신진대사란 생각할 수 없고, 무기질이 부족하면 각종 성인병이나 불치병 등 병적 현상이 나타나게 되는 것이다. 특히 성장기에 무기질이 부족하면 그 정도와 개인차에 따라 증세가 달라지기는 하지만 성장 부진, 뼈와 치아의 질적 저하, 그리고 뼈에 기형이 생기는 구루병이 나타나기도 한다. 간혹 눈꺼풀이 떨리는 경우가 있는데 이도 무기질이 부족해서이다.

세계 성인 인구의 80%가 무기질 결핍이라는 조사가 있다. 무기질이 결핍되는 주요 원인은 편식, 그리고 현대적인 식습관 때문이다. 곡류 도정 과정에서 무기질이 빠져나가기도 하고, 탄산음료 속 인산염이 무기질 흡수를 저해하기도 한다. 무기질은 과일이나 채소의 껍질에 많은데 농약 잔류 때문에 껍질을 제대로 먹지 않는 것이 이유가 되기도 한다.

그러므로 무기질 함량이 높은 시금치나 쇠고기, 돼지고기, 간, 계란, 우유, 굴, 멸치, 뱅어포, 치즈, 새우, 순대, 조개 같은 음식을 골고루 먹어 무기질 결핍을 예방하는 것이 좋다. 그 외 토마토, 김, 미역, 양배추, 콩, 감자 등 채소 및 과일 섭취도 무기질 결핍을 예방할 수 있다.

〈각종 무기질의 기능과 함유 식품〉

종류	역할	함유 식품
칼슘	골격, 치아 형성, 영양소를 세포 내로 운반, 심혈 관계 및 신경계 건강 유지(심박동 안정 및 불면증 치료, 신경 전달 속도 증진), 철분 흡수 및 대사 도움, 성장통(근육 경련) 예방	우유 및 유제품, 견과류, 콩, 녹색 채소 등
인	골격, 치아 형성, 모든 세포의 구성 성분, 유전자 및 인지질의 구성 성분, 산-알칼리 균형 유지	모든 동물성 식품(고기, 생선, 닭고기, 계란, 우유 등)
나트륨	수분 및 전해질 균형 유지, 신경계 건강 유지(신경 자극 전달), 근육 수축	소금, 간장, 된장, 고추장, 각종 가공식품에 다량 함유, 거의 모든 자연식품(고기, 생선, 우유, 곡류, 채소 등)
염소	수분 및 전해질 균형 유지, 위산의 성분(소화 작용)	소금, 장류, 고기, 우유, 계란, 각종 가공식품에 다량 함유
칼륨	수분 및 전해질 균형 유지, 세포의 형태 유지, 신경계 건강 유지(신경 자극 전달), 근육 수축	고기, 우유, 과일, 채소, 곡류, 콩 등
마그네슘	골격 형성, 단백질 형성, 효소 작용, 근육 수축, 신경계 건강 유지(신경자극 전달), 면역 작용	견과류, 콩, 통곡, 녹색 채소, 해산물, 초콜릿, 코코아
황	단백질 성분, 비오틴 및 티아민의 성분, 면역 작용	고기, 생선, 닭고기, 계란, 우유, 콩, 견과류 등
철	헤모글로빈의 성분(각 조직으로의 산소 운반, 빈혈 및 두통 예방, 피로 해소), 근육 단백질 미오글로빈의 성분(근육의 에너지 대사 도움)	붉은 살코기, 생선, 닭고기, 갑각류, 난황, 콩, 말린 과일 등
아연	인슐린과 많은 효소의 성분, 유전자 및 단백질 합성 도움, 면역 작용, 비타민 A 운반, 식욕 증진, 상처 회복, 성장 촉진, 성적 성숙, 탈모 예방, 눈과 피부 건강 유지	붉은 살코기, 생선, 갑각류, 닭고기, 탈지분유, 굴 등
요오드	갑상선 호르몬의 성분(성장 및 발달 조절, 대사율 조절)	요오드 첨가 소금, 해산물, 해조류(김, 미역, 다시마, 톳) 등
셀레늄	항산화 효소의 성분, 갑상선 호르몬 조절, 신경계 및 손톱, 모발의 건강 유지, 피로 해소	해산물, 동물의 내장류, 고기, 통곡, 채소 등

구리	헤모글로빈 생산 도움(빈혈 예방), 몇몇 효소의 성분	해산물, 견과류, 콩, 통곡, 씨앗류 등
망간	몇몇 효소의 보조 인자(신경계 건강 유지)	견과류, 통곡, 잎 채소, 차 등
불소	골격 및 치아 형성, 충치 예방	불소 첨가 식수, 차, 해산물
크롬	인슐린 작용 개선	고기, 동물의 간, 통곡 등
몰리브덴	몇몇 효소의 보조 인자	콩, 곡류, 동물의 내장 등

아이의 성장 발달에 중요한 무기질

아이의 성장 발달에서 중요한 몇 가지 무기질 종류를 살펴보고 부족하면 어떤 이상이 생기는지 알아보자. 참고로 특정 무기질만 다량 섭취하면 다른 무기질 흡수율이 감소될 수 있으므로 무기질 보충제를 먹이는 것보다는 자연식으로 건강 밥상을 차려 아이들이 골고루 먹게 하는 것이 무엇보다 중요하다.

〈만 1세 이상 영양소별 영양 섭취 기준에 대한 섭취 비율〉

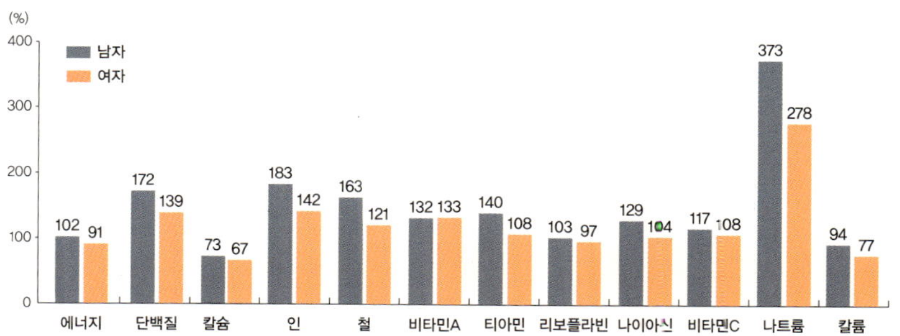

영양 섭취 기준에 대한 섭취 비율 : 영양 섭취 기준에 대한 개인별 영양소 섭취량 백분율의 평균값, 만1세 이상
영양 섭취 기준 : 2010 한국인 영양 섭취 기준 개정판(한국 영양 학회, 2010), 에너지, 필요 추정량, 나트륨, 칼륨, 충분 섭취량, 기타, 권장 섭취량

출처: 2012 국민 영양 통계, 보건 복지부, 질병 관리 본부

칼슘

국민 영양 통계를 보면 우리나라 사람들의 에너지, 단백질, 비타민 등의 섭취량은 대부분 양호한 편이지만, 칼슘의 섭취량은 권장 섭취량의 70%대로 가장 낮은 비율을 보이고 있다. 골격과 치아를 형성하고 영양소를 세포 내로 운반하는 등의 역할을 하는 칼슘은 영아기를 제외하고 전 연령대에서 섭취가 부족하지만, 나트륨은 충분 섭취량에 비해 2배 이상 지나치게 많이 섭취하는 것으로 나타났다.

우유는 가장 쉽게 칼슘을 섭취할 수 있는 식품이지만 하루에 2번 섭취하기 힘든 유아의 경우 칼슘이 많이 함유된 다른 식품을 다양하게 이용해 칼슘의 섭취를 늘릴 수 있다. 채소류, 과일류는 비타민과 식이 섬유소가 풍부할 뿐 아니라 칼슘도 풍부하다. 많은 사람이 칼슘 하면 우유나 유제품만을 생각하지만, 실제 녹색 채소, 특히 브로콜리, 케일 같은 식품에는 우유 버금가는 양의 칼슘이 들어 있고, 흡수율 또한 우유보다 우수하다. 유제품은 칼슘이 많아 뼈의 성장에 도움을 주긴 하지만, 시판 유제품에는 단맛을 내기 위해 당이 지나치게 많이 들어간 것이 많으니 주의해야 한다. 딸기 우유, 초코 우유, 바나나 우유 같은 달콤한 가공 우유와 단맛이 강한 요구르트는 너무 많이 마시지 않도록 하고 가능한 한 당이 적게 들어간 제품에 과일을 넣어 주는 것이 더 좋다.

〈칼슘 급원 식품들〉

식품(1회 분량)	1회 분량당 칼슘 함량(mg)	100g당 칼슘 함량
우유(1컵, 200g)	210	105
호상 요구르트(무가당, 1개 100g)	166	102
잔멸치(1/4컵, 15g)	135	902
두부(80g)	100	126
두유(1컵, 200g)	34	17
가공 치즈(1장, 20g)	100	503
꽁치 통조림(1토막, 60g)	118	198
뱅어포(1장, 8g)	79	982
김(1장, 2g)	6.5	325
미역(생것, 30g)	46	153
브로콜리(1접시, 생것 70g)	72	103
시금치(1접시, 생것 70g)	28	40

출처: 농촌 진흥청 국립 농업 과학원

철분

철분 역시 부족하기 쉬운 무기질 중 하나다. 전 세계적으로 만 1~2세 아이들에게 철결핍성 빈혈은 매우 흔한 질환으로 선진국도 예외는 아니다. 이 시기의 아이들은 성장이 매우 빠르기 때문에 혈액량과 헤모글로빈의 양도 급속히 늘어난다. 철분은 헤모글로빈의 주요 성분이기 때문에 철분 역시 많이 필요한 것이다. 하지만 아이들의 식욕은 변화무쌍하다. 어떤 아이들은 식성이 매우 까다롭기도 하고, 어떤 아이들은 고체 식품보다는 우유나 주스 같은 액체 식품을 더 좋아하기 때문에 철분 섭취가 충분치 않아 철결핍성 빈혈이 나타나는 경우가 많다.

철분이 아이의 행동과 지적 능력에 영향을 끼친다는 것은 이미 잘 알려진 사실이다. 철분은 세포 속으로 산소를 운반하는데, 세포 내 에너지 대사를 위해 산소가 꼭 필요하기 때문이다. 철분은 또한 집중력을 증진시키는 신경 전달 물질의 재료가 되기도 한다. 그 결과 철분이 부족하면 체내 에너지 위기가 발생할 뿐 아니라 집중 시간과 학습 능력도 저하된다. 철분 부족은 혈액 내 철분 농도(헤모글로빈이나 헤마토크리트) 검사를 통해 빠르고, 쉽고, 값싸게 진단할 수 있으나 철분 부족으로 혈액 내 철분 농도 저하가 나타나기 훨씬 전에 아이의 두뇌는 이미 영향을 받는다. 그 결과 지적 능력을 필요로 하는 작업을 지속적으로 수행하기 어렵게 되며, 전반적인 지적 능력이 저하된다. 빈혈이 있는 아이들은 시험 성적이 상대적으로 낮고 파괴적인 행동도 많이 한다. 하지만 철분 보충제를 공급할 경우 학습 능력과 기억력이 향상된다. 문제는 만 1~2세에는 두뇌의 성장과 발달이 이루어지는 결정적 시기라는 사실이다. 그래서 철분이 결핍된 식사는 그 결과가 심각하다. 만약 영아기(만 1세까지) 때 빈혈이 있던 아이라면 이후에 철분을 보충한다 해도 지속적으로 학습 능력이 낮을 가능성이 많다. 게다가 철분 부족과 함께 다른 영양소 부족이 같이 있을 경우 상승(시너지) 효과가 나타나 학습 능력은 더 심하게 저하된다. 지적 능력 발달에 대한 이러한 장기간의 악영향은 영아기 및 소아기 때 특히 더 크므로 어릴수록 균형 잡힌 식사가 무엇보다 중요하다. 그러므로 아이에게 철분이 풍부한 살코기, 생선, 계란, 콩류, 그리고 통곡류나 녹색 채소, 철분 강화 식품을 충분히 공급한다. 우유를 많이 먹으면 모든 영양소가 충분할 거라고 생각하는 엄마들이 많지만 사실 우유는 철분 함량이 상

대적으로 낮아 앞의 식품을 대신할 수 없다. 아이가 음식을 충분히 먹지 않는
다면 철분이 함유된 영양제를 보충해 주는 것도 하나의 방법이다.

〈어린이의 1일 철분 권장 섭취량〉

연령		철분 권장 섭취량(mg)
1~2세		6
3~5세		7
6~8세	남	8
	여	8

출처: 한국영양학회, 한국인 영양 섭취 기준, 2010

칼륨

수분 및 전해질 균형을 유지하고 신경계의 건강을 유지하는 칼륨 역시 권
장량에 비해 섭취 비율이 낮은 영양소인데 채소에 많이 포함된 영양소로 나
트륨의 배설을 도와주므로 채소 섭취를 늘리면 칼륨의 섭취를 증가시킬 수
있다.

아연

연간 전 세계 80만 명이 아연 결핍으로 사망하고 있다. 그리고 어린이 10명
중 9명이 아연 결핍으로 성장 장애 우려가 있는 것으로 발표되었다. 아연 결
핍증은 세계적으로 가장 흔한 미량 영양소 결핍증으로 뇌 발달이 빠르게 진
행되는 유아기에 아연이 부족하면 뇌 기능도 저하되는 것으로 알려져 있다.

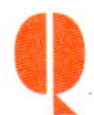 우리 딸은 웬만한 남자 아이들보다 활동적입니다. 그런데 영양 권장량 표를 보니 남아의 비타민 권장량이 여아보다 더 높더군요. 왜 그런가요?

비타민 권장량은 활동량이나 지능, 성별을 기준으로 정해진 것이 아니라 체중을 기준으로 정해집니다. 일반적으로 같은 나이일 때, 남아가 여아보다 체격이 크고 체중이 더 많이 나가기 때문에 비타민 권장량도 남아 쪽이 더 높게 설정된 것일 뿐입니다.

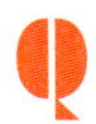 아이가 활동량이 많은데, 단백질을 많이 먹여야 할까요?

강도 높은 운동을 할 경우에는 에너지를 더 섭취하는 것이 맞지만 보통의 운동량 정도로는 따로 단백질을 더 섭취할 필요는 없습니다. 특히 아이의 경우 단백질 필요량은 운동량보다는 신체의 크기와 성장 속도에 의해 결정되므로 아이의 활동량이 많다고 해서 단백질을 필요 이상 많이 먹일 필요는 없습니다. 앞에서도 설명했듯이 단백질도 열량을 내기 때문에 단백질을 과하게 섭취하면 오히려 비만이 될 수 있습니다.

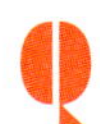 아이들에게 비타민과 무기질 보충제가 꼭 필요한가요?

바른 식생활 지침에 따라 잘 먹고 있다면 비타민, 무기질 보충제는 필요하지 않습니다. 그러나 균형 잡힌 식생활을 못한다고 판단되면 전문가와 상담 후 보충제를 섭취할 수 있습니다. 보충제라고 하더라도 한 번에 많은 양을 먹으면 위험할 수 있으므로 아이들의 손이 닿지 않는 곳에 보관하는 등 부모님이 관리해야 합니다.

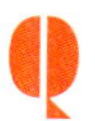

천연 비타민과 합성 비타민, 무엇이 다른가요?

오렌지에서 단순 분쇄와 건조를 통해 비타민 C를 얻었다면 이것은 천연입니다. 옥수수 전분을 화학적 처리를 통하여 구조를 변경하여 만들었다면 이것은 합성 비타민 C입니다. 보통 화학적 처리라고 하면 무조건 두려워하는데, 건강에 위해가 되는 처리 과정이 아니므로 걱정할 필요는 없습니다. 천연 비타민이든 합성 비타민이든 구조는 같으므로 우리 몸에서 수행하는 작용도 같습니다. 다만 일부 천연 비타민의 체내 흡수율이 좀 더 높다는 연구 결과가 있지만, 아직 연구 중인 분야입니다. 대부분 천연 비타민 원료를 사용한 제품은 합성 비타민보다 1정 혹은 1회 분량에 함유된 영양소 함량이 적습니다. 다시 말해 천연 비타민과 합성 비타민은 각각의 장단점이 있습니다. 아이에게 건강기능식품을 먹이는 목적이 편의성이나 식품을 통해 먹는 것보다 충분한 양을 주기 위한 것이라면 합성 비타민도 전혀 문제가 되지 않습니다.

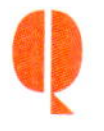

아이에게 비타민 C 보충제를 계속 먹이면 습관성이 생겨 점점 요구량이 는다는데 사실인가요?

그렇지 않습니다. 비타민 C는 몸에서 합성되지 않기 때문에 반드시 외부에서 공급을 해줘야 합니다. 많은 식품에 비타민 C가 들어 있지만, 비타민 C는 열, 빛, 약품, 조리 및 가공 과정에 의해 쉽게 파괴되므로 비타민 C 보충제를 먹는 것이 도움이 될 수 있습니다. 그러나 비타민 C 고용량 요법은 별로 권하고 싶지 않습니다. 고용량의 비타민 C를 계속 섭취하다가 섭취를 갑자기 중단하면 일시적인 금단 현상이 나타나기도 하기 때문인데요, 일반적인 비타민 C 보충제의 용량으로는 그럴 염려가 없으니 안심하셔도 됩니다. 가장 좋은 방법은 보충제가 아니라 익히지 않은 채소나 과일로 비타민 C를 섭취하는 것입니다.

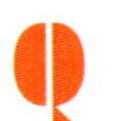 비타민제를 사 놓은 지 1년이 지났습니다. 버려야겠지요?

보통 비타민제는 개봉 후 1년까지, 개봉하지 않은 상태에서는 2년까지 보존이 됩니다. 비타민제의 표면에 반점이 생기거나 시큼한 냄새가 난다면 변질된 것이니 버리는 것이 좋습니다. 무엇보다 포장에 적혀 있는 유효 기간을 준수하는 것이 좋고, 유효 기간이 지난 것은 그 효과를 장담할 수 없어 복용하지 않는 것이 좋습니다. 또 비타민제는 열, 빛, 습기에 약하므로 열이나 빛에 장기간 노출되어 있었다면 1년 이내라도 버리는 것이 좋습니다. 가끔 비타민제 같은 영양제를 목욕탕 약품 선반에 두는 경우가 있는데, 욕실은 습기가 많아 약을 보관하기에는 좋은 장소가 아닙니다. 새콤한 맛 때문에 아이들이 비타민을 자꾸 먹으려고 하는 경향이 있으므로 아이가 손에 닿지 않는 곳에 두도록 합니다.

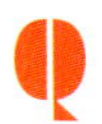 아이의 손톱에 흰 반점이 생겼어요. 혹시 칼슘 부족인가요?

아닙니다. 아연 부족 증상으로 생각됩니다. 아이에게 고기를 충분히 먹이고, 그밖에 통밀, 계란, 탈지분유, 호박씨, 굴 등을 먹인다면 아연을 보충할 수 있습니다. 만약 이런 식품을 먹이기 어려운 상황이라면 종합 무기질 보충제를 먹이는 것도 한 방법입니다. 보통 어린이 무기질 보충제에는 15mg의 아연이 함유되어 있습니다. 아이의 손톱이 얇고 약하다면 이것은 단백질 부족 증상일 수 있습니다.

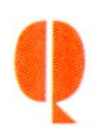 **아이의 뼈 건강을 유지하기 위해서는 엄마가 어떻게 해야 할까요?**

건강한 식습관을 유지하는 것이 뼈 건강에도 가장 좋은 방법입니다. 일생의 뼈 건강에 가장 중요한 요소는 적절한 영양과 운동입니다. 부모님이 좋은 모델이 되어야 합니다. 아이들은 늘 부모의 행동이나 습관을 주시하고 있고 강력한 영향을 받는다는 사실을 기억해야 합니다. 어려서부터 칼슘과 비타민 D를 충분히 섭취해서 최적의 골질량을 확보하는 것이 중요합니다. 우유와 치즈와 같은 유제품만 칼슘의 주요 급원으로 생각하고 있는 사람들이 많지만, 뼈째 먹는 생선이나 두부, 시래기, 브로콜리, 케일 등 녹색 채소 등에도 칼슘이 많이 들어 있습니다. 또한 요즈음에는 칼슘이 강화된 두유나 오렌지 주스, 시리얼 등도 있으니 꼭 유제품을 먹이려고 애쓸 필요는 없습니다. 한편 비타민 D는 식품으로 섭취할 수 있는 것보다 체내에서 합성되는 양이 중요하므로 일정 시간 햇빛을 쐬는 바깥 활동을 장려해야 합니다.

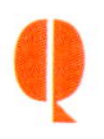 **우리 아이는 세 살입니다. 제가 보기엔 균형식을 하는 것 같고, 정상적으로 성장하는 것 같습니다. 그래도 혹시나 아이에게 빠진 영양소가 있지 않을까 해서 종합 비타민이나 무기질 보충제를 먹일까 하는데, 괜찮을까요?**

영양소를 골고루 섭취하고 정상적으로 성장하고 있는 아이에게 굳이 영양제를 먹일 필요는 없습니다. 어떤 부모들은 종합 비타민 · 무기질 보충제를 과신해 오히려 아이의 식사를 소홀히 합니다. 물론 아이가 철 결핍성 빈혈이 있거나 유당불내증이 있어서 우유나 유제품을 먹지 못해 칼슘이나 비타민 D 섭취량이 부족할 경우게는 종합 비타민 · 무기질 보충제가 도움이 됩니다. 그러나 아이들은 비타민이나 무기질의 과량 섭취에 아주 민감하고 독성도 어른보다 훨씬 쉽게 나타날 수 있습니다. 영양제를 먹이고 싶다면 함부로 사서 먹이지 말고 전문가와 상담 후 아이에게 가장 적합한 종류를 선택해 주는 것이 안전합니다.

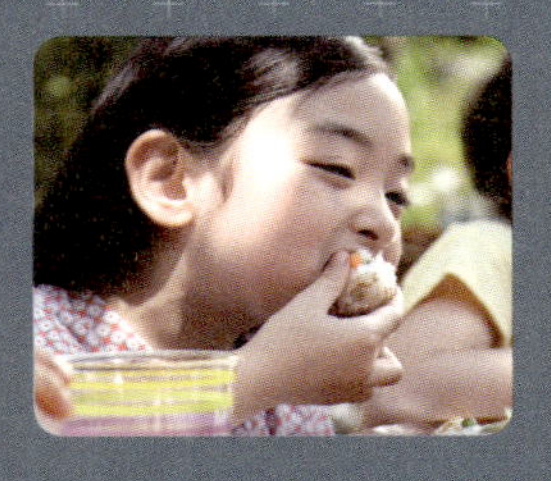
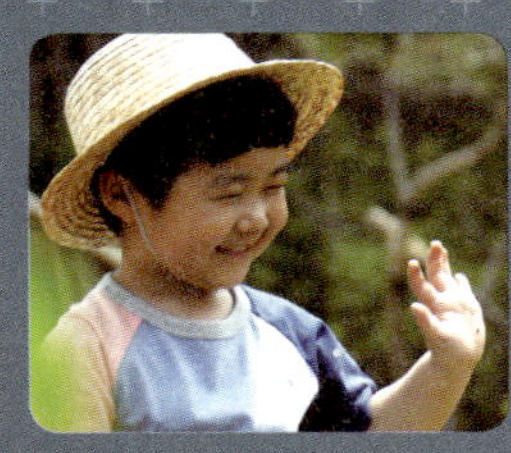
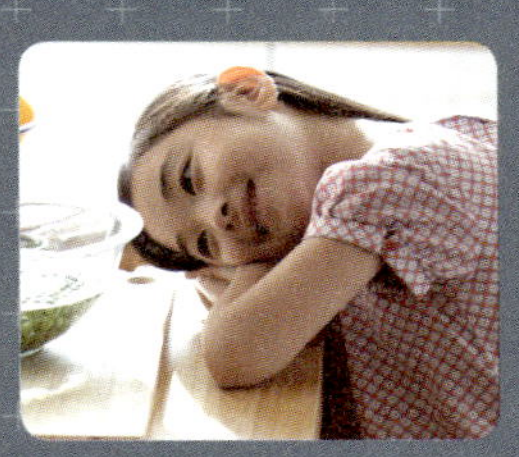

PART**3**

아프지 않는 아이는 엄마가 만든다

아이가 야외 활동을 하는 것은 중요하다.
아이들에게 활동적인 놀이가 좋은 이유는 과체중이 되는 것을 막아 주고
자신감과 정신적 건강에도 도움이 되기 때문이다.
아이에게만 다양한 활동을 강요하는 것이 아니라 부모도 같이 동참하자.
아프지 않는 아이는 부모가 만드는 것이다.

씹는 것은 아이의 건강을 지켜 주는 가장 쉬운 습관이다.
아이가 씹는 힘을 기를 수 있도록
간식도 누룽지, 전병, 볶은 콩 등을 주면 좋다.

꼭꼭 잘 **씹는** 아이가 **줄고** 있다

소화는 입에서부터 시작된다

어른들도 맛있는 음식을 떠올리면 입에서 살살 녹는 케이크, 마블링이 잘되어 몇 번 씹지 않아도 부드럽게 넘어가는 고기가 먼저 생각난다. 아이들도 점점 씹는 것을 귀찮아 하고 부드러운 음식에 익숙해지고 있다. 현미밥이나 잡곡빵, 나물 같은 음식을 먹을 때는 오래 씹어야 음식이 넘어가지만, 흰밥, 흰 빵, 부드러운 카스테라 같은 음식은 몇 번 씹지 않아도 금방 넘길 수가 있다. 그러나 '물도 씹어 마셔야 소화가 잘된다.'라는 말이 있듯이 '씹는' 행위는 상당히 중요하다.

씹는 동안에는 침이 분비되는데 꼭꼭 씹을수록 침의 분비도 증가한다. 밥을 오래 씹어 보면 처음 밥맛과 다른 약간 단맛을 느낄 수 있는데, 이는 침 속에 있는 전분 분해 효소(Salivary Amylase)에 의해 밥 속의 전분이 일부 분해

되면서 단맛이 나는 맥아당이 생성되었기 때문이다. 전분 분해 효소는 위에서는 분비되지 않기 때문에 음식물이 십이지장에 도착해야 비로소 췌장의 전분 분해 효소(Pancreatic Amylase)를 만나 소화가 될 수 있다. 그러므로 오래 씹어 침의 분비를 촉진하고, 충분히 침과 섞이게 하면 위의 부담도 줄고 위염 예방에 도움이 된다. 죽 같은 음식은 소화에 부담이 적은 부드러운 음식이지만 이 역시 잘 씹지 않고 넘기면 위의 입장에서는 여전히 부담이 될 수 있다.

위가 충분히 차고 늘어나면 시상하부의 포만 중추가 자극을 받아 포만감을 느끼게 하는데, 음식을 먹는 속도가 너무 빠르면 포만감을 유도하는 신호가 뇌에 전달되기도 전에 음식을 계속 섭취하게 되어 과식하기 쉬워진다. 즉, 어린 시절부터 음식을 잘 씹지 않고 빨리 먹는 식습관을 가지면 과체중이 되기 쉬운 것이다. 뇌에서 포만감을 느낄 수 있도록 천천히 음식을 먹으려면 식사 시간은 20분 이상, 한입에 적어도 20번 이상 씹는 습관을 가지도록 해야 한다.

꼭꼭 씹으면 비만도 예방하고 두뇌도 깨어난다

꼭꼭 씹는 행위는 위장 말고 뇌와도 관계가 깊다. 씹는 동작은 뇌의 혈액 순환이 잘되도록 하고 치아와 턱을 고르게 발달시키는 데도 도움이 된다. 최근 미국 세인트로렌스 대학 심리학과의 서지 오나이퍼 교수는 시험 5분 전 껌을 씹으면 두뇌가 활성화되고 집중력을 높여 줘 성적 향상에 도움이 되었다는 연구 결과를 발표했다. 비밀은 껌의 성분이 아니라 바로 씹는 행위 자체에 있었는데, 음식을 씹는 동안 뇌에서 세로토닌 분비가 촉진되기 때문이다. 세로토닌은 평온감과 행복감을 느끼게 해

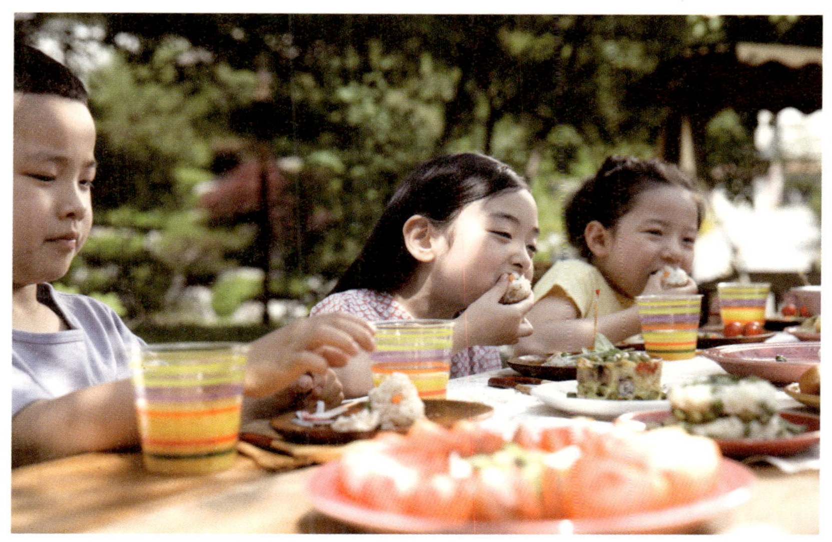

주는 신경 전달 물질로 대사를 활발하게 해 주고 기억력과 집중력을 높이는
데도 도움을 준다. 또한 음식을 씹으면 타액과 함께 귀밑샘에서 파로틴이라
는 호르몬이 분비된다. 파로틴은 뼈와 치아를 단단하게 해 주고, 뇌세포 성장
을 촉진하는 호르몬이다.

음식이 거칠었던 시절에는 당연히 오래 씹어야 넘길 수가 있었다. 그러나
식품 산업이 발달하면서 식품은 점점 정제되고 부드러운 형태로 변하고 있
다. 게다가 어른도 아이도 시간에 쫓기면서 먹는 데 걸리는 시간은 점점 짧아
지고 있다. 특히 빨리 식사를 끝내고 싶은 마음에 밥을 국이나 물에 말아 먹게
되는데 이는 결코 바람직한 식습관이 아니다. 음식의 맛을 제대로 느낄 수 없
을 뿐만 아니라 소화와 흡수는 물론 미각, 시각, 두뇌, 인성 발달에도 별로 도
움이 되지 않기 때문이다.

아이들에게 꼭꼭 씹어 먹는 습관을 길러 주려면 일단 밥만 한 수저 입에 넣은 다음 수저와 젓가락을 내려놓고 20번 씹게 한 후 다시 수저나 젓가락을 들게 하는 것이 좋다. 20번 이상 씹고 음식에 대해 대화를 나눠 보는 것도 좋다. 평소에 느끼지 못했던 다른 맛을 느낄 수 있었는지 음식이 어떻게 변해 가는지 이야기해 보는 것이다. 20번 씹기가 잘 지켜지면 30번으로 늘려 본다.

어떻게 생각하면 꼭꼭 씹기야 말로 아이의 건강을 지켜 주는 가장 쉬운 습관이라고 할 수 있다. 할머니께서 손자를 걱정하며 "꼭꼭 씹어서 먹어라."라고 하시는 말씀이 그냥 하시는 것이 아닌, 선조의 지혜와 사랑이 담긴 말임을 알 수 있다. 아이가 씹는 힘을 기를 수 있도록 간식 역시 지나치게 달고 부드러운 것이 아닌 누룽지, 전병, 볶은 콩 등을 주면 씹는 습관을 키우는 데 도움이 될 것이다.

엄마의 **왜곡**된 사랑이
비만을 부른다

식사 조절 능력을 잃어버린 아이들

　　　　　　　　비만은 '현대 사회의 역병(전염병)'
이란 이야기가 있다. 지역, 성별, 연령에 관계없이 비만 인구가 빠르게 늘고 있기 때문이다. 비만은 신체 건강에도 여러 가지 해악을 일으키지만, 정신 건강에도 심각한 결과를 초래한다. 청소년들만 비만이나 외모에 신경을 쓰는 게 아니다. '날씬한 몸매'에 대한 추앙이 온 사회에 만연하여 어린이들도 그 영향력에서 벗어날 수가 없다.

　초등학교 3~6학년 학생들을 대상으로 한 연구에서 45%의 어린이들이 '더 날씬해지면 좋겠다.'라고 응답했고, 37%가 '살을 빼기 위해 노력하고 있다.'라고 하였다. 유치원생들 역시 비만한 친구들에 대해 편견을 갖고 있다는 연구 결과도 있다. 그래서 '뚱뚱한 아이들은 게으르고, 멍청하고, 비도덕적이다.'

라고 생각한다는 것이다. 이렇게 친구들로부터 놀림을 당하고 왕따를 당하기 일쑤인 비만아들은 부정적인 신체상과 낮은 자존감을 갖게 된다.

비만에 대한 인식도 놀랍지만, 비만에서 비롯되는 질환이 아이들에게도 발병하고 있다는 것은 더욱 충격적이다. 그동안 성인병으로만 알려져 있던 동맥 경화증이 12세 어린이에게 나타나고, 비만아들 중 고혈압, 당뇨병, 지방간, 관절염 등으로 고생하는 아이들도 많다. 그래서 '소아 성인병'이란 해괴한 병명이 새로 생겨나기도 했다.

암보다도 치료율이 더 낮다는 비만은 대체 어떻게 현대 사회에 퍼지게 되었을까? 물론 비만은 유전적인 요인이 강하다. 하지만 과거와 달리 유독 현대 사회에서 비만 유병률이 갈수록 증가하는 것을 보면 후천적 요인도 크다는 것을 알 수 있다.

아이는 태어나서 생애 첫 1년 동안 급속한 성장과 발달을 한다. 그 이후에도 아이는 꾸준히 성장하지만, 성장 속도는 많이 완만해진다. 아이는 첫돌 즈음 신체 성장 속도가 줄어들면서 식욕도 감소한다. 이처럼 신체 성장 속도에 따라 식욕이 변화하기 때문에 아이들은 어떤 때는 엄청난 식욕을 보이다가 또 어떤 때는 마치 공기와 물만 먹고 사는 것처럼 보이기도 한다.

아이들의 식사량 역시 매끼 들쭉날쭉해 보이지만 놀랍게도 하루 총섭취량은 거의 일정하다. 한 끼를 적게 먹으면 다음 끼엔 많이 먹고, 한 끼를 많이 먹으면 다음 끼에 적게 먹는 식으로 알게 모르게 총식사량을 조절하고 있는 것이다.

그러나 비만아들은 그렇지 않다. 그들은 두뇌에서 보내는 공복감이나 포만감 신호를 무시하고, 대신 환경적인 신호에 민감하게 반응해 음식을 먹기 때문에 식사량을 적절히 조절하지 못한다. 마치 등산가들이 산이 있기에 산을 오르듯 비만한 사람들은 음식이 있기에 음식을 먹는 경우가 많다.

식욕은 식욕 조절 호르몬인 그렐린과 렙틴과 관계가 깊다. '그렐린'은 배고 픔을 느끼게 하는 위에서 분비되는 호르몬이고, '렙틴'은 포만감을 느낄 때 분 비되어 식욕을 낮추어줌으로써 에너지를 일정하게 섭취하도록 조절하는 호 르몬이다.

공복이 되면 그렐린이 분비되어 시상하부에 있는 섭식 중추가 자극을 받아 식욕을 느끼게 된다. 그렐린의 분비는 식전에 최고조로 올라가고, 식후에 감 소된다. 끼니를 거르면 그렐린의 분비가 증가하지만, 식사량을 조금씩 줄이 면 그렐린의 분비량이 크게 증가되지 않는다. 그러므로 식사량을 조절하고자 할 때에는 평소의 3분의 2 정도 수준에서 천천히 줄여 가는 것이 좋다. 그런가 하면 렙틴이 잘 분비되지 않거나 분비되어도 기능을 잘 못하게 되는 경우 역 시 비만이 되기 쉽다. 렙틴이 분비되어도 기능을 잘 못하는 증상을 '렙틴 저항 성'이라고 하는데 우리 몸에서 식욕 억제 기능이 제대로 작동하지 않게 된다. 따라서 이 두 호르몬의 균형이 매우 중요한데 정상 체중인 사람은 그렐린과 렙틴이라는 이 두 가지 호르몬이 균형을 이루면서 적당한 범위 내에서 스스 로 체중을 유지한다. 그러나 비만인의 경우에는 그렐린의 수치가 쉽게 낮아 지지 않거나 렙틴 신호에 둔감해져 자주 배고픔을 느끼고 심지어 배가 불러 도 식욕이 조절되지 않는 경우가 많다.

이 두 호르몬의 균형을 유지하기 위한 방법으로 천천히 먹어 포만감 느끼 기, 심한 공복감 후 폭식으로 이어지지 않도록 규칙적으로 식사하기, 칼로리 는 높아도 포만감을 주지 못하는 청량 음료수 대신 물 마시기, 충분한 수면 취하기 등을 권하고 있다.

대부분의 엄마는 자녀가 잘 먹을 때 행복과 뿌듯함을 느낀다. 이것은 아마도 자녀를 향한 모성애 때문일 것이다. 하지만 자녀에게 조금이라도 더 먹이려는 이 본능적 사랑이 지나치면 자칫 아이를 비만으로 만들 수 있다. 때론 누가 봐도 심하게 뚱뚱한 아이인데도, 조금이라도 더 먹이려고 애쓰는 엄마들이 있다. 특히 뷔페나 잔칫집 같은 데서 말이다. 이런 엄마의 행동이 과연 정말로 자녀를 위한 것인지 다시 생각해 볼 일이다.

소아 비만이 성인 비만보다 더 무섭다

지금처럼 식품이 넘쳐나게 된 것은 100년이 채 되지 않는다. 수 만 년이 넘는 세월 동안 사람들은 항상 식량이 부족했다. 대부분의 사람이 못 먹고 못 살던 1970년대, 우리나라에 우량아 선발 대회가 있었던 것을 생각해 보면 살찐 것이 건강과 풍요를 상징했음을 알 수 있다.

많은 학자는 인간의 몸은 굶주린 상태에 더 익숙해져 있다고 추측한다. 생존을 위해 기아 상태에서도 오래 살아남을 수 있게 하기 위하여 우리의 몸은 본래부터 필요 이상의 칼로리는 지방으로 저장하도록 세팅되어져 있다는 것이다.

과식 경험이 부족했던 우리 몸은 먹을 것이 풍부해진 오늘날에도 여전히 필요 이상의 에너지를 지방으로 저축해 둔다.

비만의 원인은 개인에 따라 다르지만 대부분 과식, 칼로리가 높은 간식, 무심코 먹는 음료수 등으로 과량의 칼로리를 섭취하기 때문이다. 소아 비만이 더 심각한 이유는 유아기 때는 지방 세포의 수와 크기가 모두 증가되기 때문에 청소년, 성인이 되었을 때 비만이 될 가능성 더 높기 때문이다.

또한 청소년기에 비만이었던 사람이 성인이 되면 관상 동맥 질환에 걸릴 확률이 무려 2배나 높다는 보고가 있다. 따라서 평생의 건강을 위해서 비만의 예방과 치료는 빠르면 빠를수록 좋다.

아이러니하게도 아이를 비만으로 키우는 요인 중 하나가 아이에게 "굶주리는 북한 어린이들이나 아프리카 난민들을 생각해라. 음식을 남기지 말아라."고 강요하는 것이다. 먹을 게 귀했던 시절을 살아온 부모들은 그 시절의 기준과 습관을 아이에게 강요하는 경향이 있다. 하지만 아이가 남은 음식을 싹싹 다 처리하는 '하이에나'처럼 자라면 비만이 될 가능성 역시 점점 더 커질 뿐이다. 식욕이 강요될 때, 아이들은 '포만감이 느껴지면 곧 먹기를 멈추는' 자연스러운 식욕 조절 능력을 잃어버리게 된다. 음식을 버리는 것이 아깝다면 아이를 '잔반처리반'으로 만들기에 앞서 아이가 먹을 만큼만 적당량 주는 것이 훨씬 더 좋은 방법이다.

비만을 예방하기 위해서는 식사의 양뿐 아니라 식사의 질도 철저히 따져보아야 한다. 식품을 구입할 때부터 신경을 써야 한다. 가공식품의 구매를 가능한 줄이되 부득이하게 가공식품을 구입할 때에는 영양 표시를 읽고 열량, 당류, 나트륨 등을 확인한 후 그 함량이 적은 식품을 선택해야 한다. 청량음료, 빙과류, 과자 등은 최소한으로 구입하고, 가능한 눈에 띄지 않는 장소에 두는 것이 좋다.

과체중인 아이는 배가 고프지 않아도 습관적으로 먹는 경향이 강하기 때문에 주의 깊게 관찰하고, 음식을 먹을 만큼 따로 덜어 주어 아이가 얼마나 먹는지 알 수 있도록 한다. 또한 음식을 줄 때 한 번에 많이 떠 주기보다 다 먹은 후 조금씩 더 덜어 주는 것이 좋다. 음식은 작은 아이용 그릇에 담아 주고, 음료수 대신 물을 많이 마시도록 유도하며, 음식을 천천히 20번 이상 씹고 삼키도록 교육한다. 또 지방 함량이 지나치게 높은 패스트푸드 대신 집에서 만든 간식을 주되 튀기거나 볶는 것보다 굽거나 찌는 조리법을 이용하고, 채소와 과일 섭취량을 늘리도록 한다.

식사하는 장소와 시간은 일정하게 하고, 식사할 때 TV를 보거나 책을 읽는 등 다른 일은 하지 않고 먹는 데만 집중하도록 한다. TV나 책에 정신이 팔려 자기가 얼마나 먹었는지 모르면 쉽게 과식을 할 수 있기 때문이다. 그리고 꼭 식사 때가 아니더라도 TV나 컴퓨터 사용 시간은 아이와 함께 의논해서 하루 2시간을 넘지 않도록 시간 제한을 두는 것이 좋다. TV 시청은 신체 활동량을 감소시킬 뿐 아니라, 먹음직스러운 음식 광고에 노출되게 함으로써 식욕을 더 자극하기 때문이다. 그러나 더 중요한 것은 부모가 TV, 컴퓨터 앞에 앉아 있는 모습을 보이면서 아이들에게 활동적인 놀이를 권장할 수는 없으므로 먼저 모범을 보여야 한다는 점이다.

먹는 양을 줄이기만 해서는 살을 뺄 수 없다

아이가 비활동적인 경우, 평균 섭취량보다 적게 먹어도 비만이 될 수 있다. 따라서 부모가 아이와 함께 즐겁게 야외 활동을 하는 것이 중요하다. 아이들에게 활동적인 놀이가 좋은 이유는 과

체중이 되는 것을 막아 줄 뿐 아니라 심장과 폐, 근육과 뼈를 튼튼히 하고 성장에 도움을 주기 때문이다. 또한 아이들은 공놀이나 자전거를 배우면서 자신감과 정신적 건강도 증진된다. 불행히도 우리나라 어린이들의 활동량은 갈수록 더 줄고 있다. 집에서나 놀이방 혹은 유치원에서 아이들이 몸을 활발히 움직이며 노는 것은 건강한 생활 습관의 기초를 닦는 과정이므로 엄마는 아이들이 충분히 밖에서 뛰어놀 수 있도록 배려해야 한다.

아이들의 활동량을 늘리기 위해서는 아이와 같이 운동을 하며 함께 몸을 움직이는 시간을 보내는 것이 좋다. 아이와 함께 예쁜 모자나 운동복을 함께 입고 즐거움을 느껴 보는 것도 도움이 된다. 학창 시절 체육 시간이 싫었던 이유는 지나치게 경쟁적이거나 기록을 목표로 스트레스를 받는 시간이었기 때문이었을 것이다. 달리기 시합은 체격이 지나치게 왜소하거나 몸놀림이 둔한 아이들에게는 그리 즐겁지 않은 일이다. 줄넘기를 꼭 몇 번해야 한다거나 트랙을 몇 바퀴 꼭 돌아야 한다는 강박 관념도 몸을 움직이는 재미를 경감시킨다. 잘하든 못하든 몸을 움직이는 것에 관한 칭찬을 하면 아이는 뭔가 잘 안 되다가도 잘되는 느낌을 받으면서 즐거워하므로 아이에게 칭찬과 격려를 아끼지 말아야 한다.

〈100kcal를 소비하기 위한 운동 시간〉

운동 강도	운동 종류	시간(분)
가벼운 운동	느리게 걷기, 훌라후프	약 30분
중간 정도 운동	빠르게 걷기, 자전거, 야구	약 20분
강한 운동	달리기, 배드민턴, 축구, 농구	약 10분

출처: 어린이를 위한 영양 · 식생활 실천 가이드, 식품의약품안전처

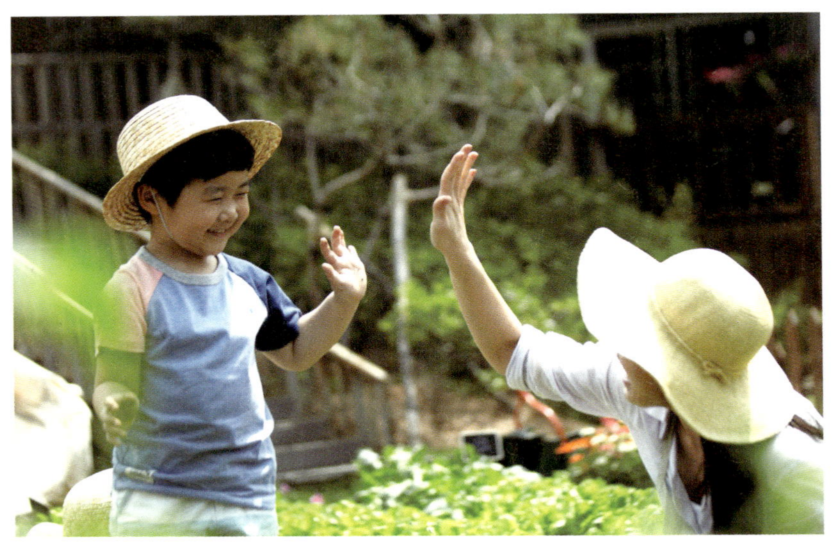

실내에서는 부모가 함께 음악에 맞추어 춤을 추거나, 마트에서 장 보며 걷거나 술래잡기 놀이를 하는 것도 도움이 된다. 저녁 식사 후에는 가족들과 산책을 하거나 놀이터에서 술래잡기나 공놀이, 자전거 타기를 할 경우, 가족간의 화합까지 다질 수 있을 것이다.

최근에는 식품나라(www.foodnara.go.kr)처럼 운동에 소모되는 칼로리를 쉽게 알 수 있도록 정보를 제공하는 웹사이트도 많으므로 이런 정보를 적극 활용하여 아이와 함께 그날 운동으로 소모한 칼로리를 알아보는 것도 흥미 있는 일이 될 수 있다.

〈남아의 BMI 백분위표〉

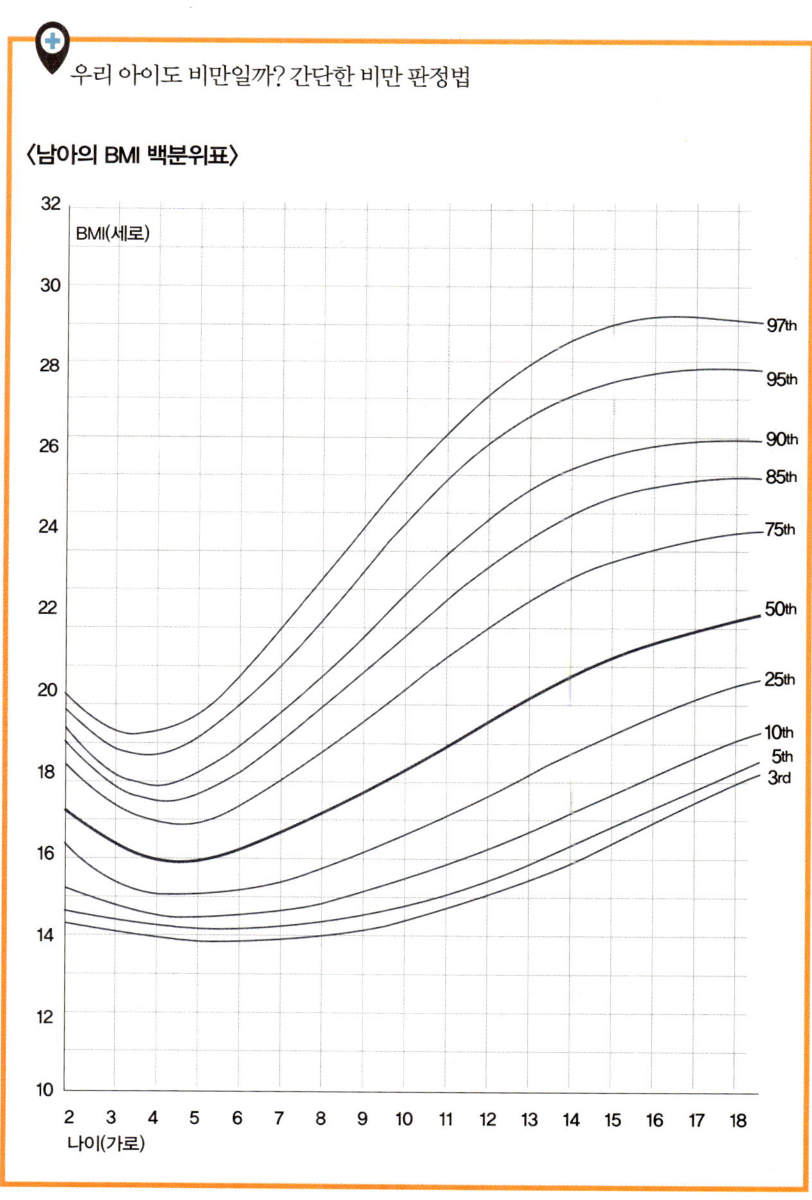

BMI(세로)
32
30
28
26
24
22
20
18
16
14
12
10
97th
95th
90th
85th
75th
50th
25th
10th
5th
3rd
2 3 4 5 6 7 8 9 10 11 12 13 14 15 16 17 18
나이(가로)

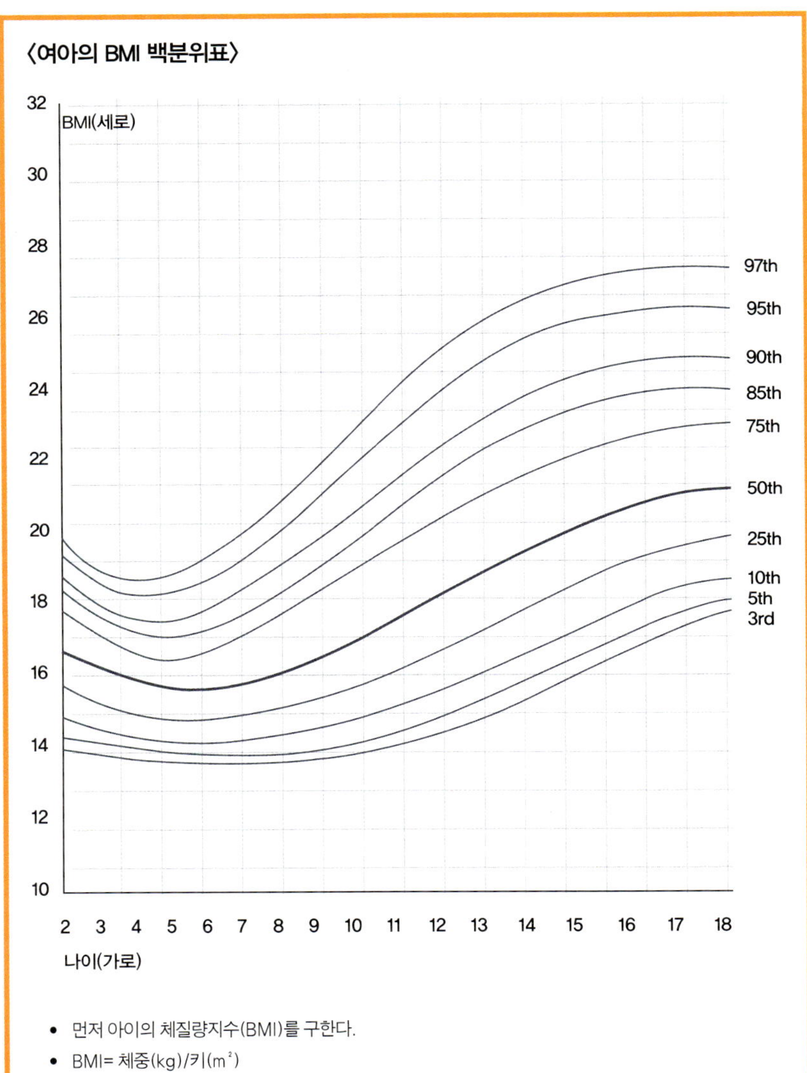

- 먼저 아이의 체질량지수(BMI)를 구한다.
- BMI= 체중(kg)/키(m^2)
- 위 그래프에서 아이의 연령에 맞는 BMI를 찾아 백분위 몇에 해당되는지를 본다.
- BMI 백분위가 95 이상이면 비만, 85~95이면 과체중, 5~85이면 정상, 5 이하면 저체중

편식, 엄마의 섣부른 **포기가** 문제다

식사 원칙이야말로 아이 건강의 지킴이다

아이가 특정한 색이나 질감을 싫어하거나 거부한다면 엄마는 걱정이 쌓이기 마련이다. 그러나 편식은 3~6세의 유아들에게 흔히 있는 일이고 성장에 지장을 줄 정도가 아니라면 크게 걱정할 일은 아니다. 인간에게는 본능적으로 쓴맛을 지닌 음식에 대한 거부감과 낯선 것에 대한 두려움이 있지만 어른이 되면서 점차 극복한다. 하지만 이런 과정을 수월하게 지나가지 못하고 오랜 시간 지속되면 성장기 아이들의 신체적, 정신적 건강에 영향을 줄 수 있으므로 이런 과정이 짧은 시간 안에 끝날 수 있도록 아이들에게 영양 교육이 필요한 것이다.

유난히 밥을 잘 안 먹는 아이들은 어느 정도 선천적인 영향이 있는 것이 사실이다. 실제로 어떤 아이들은 유난히 민감한 미각을 갖고 태어나 특정 맛에 대하여 생리적으로 강한 거부감을 보이기도 한다. 그러나 그런 아이라도 부모가 격려해 주면서 편안하게, 보기 좋은 모양과 형태로 음식을 제공하고, 부모 자신이 먼저 그 음식을 즐기는 것을 보여 주면 아이들은 대개 잘 먹게 된다.

하지만 생리적인 이유가 아닌, 심리적인 이유로 까탈을 부리는 아이들도 있다. 부모가 정성껏 준비한 음식을 무조건 싫다고 거부함으로써 부모의 관심을 끌려는 의도에서이다. 그런 아이들은 다른 음식을 해 달라고 떼를 쓴다. 그때마다 즉시 부엌으로 달려가 아이가 원하는 음식을 만들어 온다면 아이들은 계속 그런 식으로 관심을 끌기 위해 점점 억지를 부릴 수 있다. 이런 때에는 확실한 원칙을 정해 놓고 그 원칙을 따르는 것이 필요하다. 예를 들어 아이가 원하는 음식을 다시 해 주는 것은 점심시간에는 허용되지만 저녁에는 안 된다거나, 원하는 음식을 미리 주문했을 때에는 해 줄 수 있지만 온 식구가 식탁에 앉은 다음에는 안 된다는 등의 원칙을 정해 놓는다면 아이가 더 이상 막무가내로 억지를 부리지 않을 것이다.

아이의 식습관에 영향을 끼치는 중요한 요인 중 하나는 부모와 자녀의 관계이다. 요즘 부모들은 자녀의 요구라면 무엇이든 들어주려는 경향이 있으나, 사실 아이들에게는 식사와 관련된 일정한 기준과 틀이 있는 게 인성 발달이나 좋은 식습관 형성에 더 도움이 된다. '식사 시간에는 반드시 가족과 함께 자리를 지켜야 한다.'거나 '식탁에 차려진 여러 가지 음식 중에 원하는 것을 자유롭게 골라먹을 권리는 있지만, 식사 시간에 다른 사람들을 불편하고 불쾌하게 만들 권리는 없다.'는 등의 기준을 확실하게 가르칠 필요가 있다.

아이들이 새로운 음식과 친해지게 하는 법

어른들도 낯선 환경, 새로운 것에 대해 불편함이 있듯이 아이들도 낯선 사람, 낯선 물건, 낯선 음식에 대해 두려움을 느낀다. 그러므로 아이에게 새로운 음식을 제시할 경우에는 한 번에 한 가지의 새로운 음식을, 소량만, 아이가 좋아하는 음식과 함께 제시하는 것이 좋다. 처음부터 너무 많은 양을 주면 미리 질려서 먹고 싶은 마음이 줄어들기 때문이다.

아이들에게 싫어하는 음식을 줄 때에는 차츰 익숙해질 수 있도록 단계별 노출법으로 지도하는 것이 좋다. 이를 '푸드 브리지'라고 한다. 푸드 브리지는 크게 4단계로 진행되는데, 시금치를 예로 든다면 1단계는 시금치를 그리거나 뽀빠이 만화를 보여 주는 등 그저 부담 없이 식재료를 노출하거나 음식을 만져 보게 하는 등 놀이에 이용하는 것이다. 2단계에서는 시금치 즙을 이용해 수제비 반죽을 만드는 등 친해지려는 재료를 이용한 간단한 조리에 아이를 참여시킨다. 3단계에서는 조금 더 적극적으로 시금치 사용량을 늘려 가면서 시금치가 섞인 볶음밥, 계란말이 등의 음식을 조금씩 먹도록 유도하고, 4단계에서는 시금치나물 등 다른 재료와 섞이지 않는 시금치 자체의 맛을 느껴 보도록 하는 것이다. 이때 각 단계마다 무리하지 않고 아이의 속도에 맞게 유도하는 것이 중요하다.

사람을 만날 때 첫인상은 무척 중요하다. 외모나 스타일, 말투, 행동 등 첫인상을 결정짓는 요소는 많다. 음식도 마찬가지다. 아이들은 태어나서 음식과 처음으로 만나게 된다. 이때 어떤 모습으로 어떻게 만나느냐에 따라 음식에 대한 인상은 크게 달라진다.

생각해 보자. 어른도 평소 접하지 못했던 달팽이나 뱀 같은 재료를 날것 그대로 접하면 인상을 찌푸린다. 아이들도 마찬가지다. 특히 아이들은 모양이나 맛, 입안에서 느껴지는 식감 등에 예민하다는 점을 이해하고, 무조건 먹지 않는다고 윽박지를 것이 아니라 새로운 음식을 제공할 때 좀 더 창의적으로 접근하는 것이 좋다.

새로운 음식을 제공할 때는 아이가 배고파 할 때까지 기다렸다가 그들이 좋아하는 것과 함께 먹게 해 새로운 음식에 대한 좋은 기억을 갖게 해주는 것이 좋다. 새로운 음식은 한입 크기로 제공하여 부담을 갖지 않도록 하고, 또한 냄새를 먼저 맡게 하는 것도 새로운 음식에 익숙함을 유발시키는 좋은 방법이다. 연구에 의하면 아이들이 새로운 음식을 수용하기까지 8~12번 정도의 노출이 필요하다고 한다. 그러므로 함께 장을 보며 채소나 과일은 아이들이 직접 골라 담도록 하거나 식사 준비를 할 때 간을 보게 하거나 나물을 무칠 때 간장, 소금, 깨소금, 참기름 등의 양념을 넣거나 재료를 섞는 일 등 조그만 일에 아이도 참여할 수 있도록 한다. 친숙하게 먹을 수 있는 채소가 생기면 "오늘 저녁엔 콩나물이 좋아 아니면 시금치가 좋아?"라며 아이가 주도적인 선택을 할 수 있도록 유도한다. 이렇게 아이가 참여해 만들거나 먹어 본 음식에는 '민지 샐러드'나 '성준이 콩나물무침'처럼 음식에 이름을 붙여 주는 것도 좋은 방법이다.

아이들은 대개 익힌 채소보다는 생채소를 더 좋아하므로 채소는 생으로 혹은 살짝만 익혀서 주는 것도 한 방법이다. 아이들의 혀에는 어른보다 미뢰 수가 훨씬 많아 맛이나 향, 온도에 더 민감하기 때문에 음식의 간이나 향이 지나치게 센 것보다는 약한 것을 더 좋아하는 경향이 있다. 음식 온도도 너무 뜨겁거나 차가운 것보다는 미지근한 것을 더 좋아한다. 너무 뜨거운 음식은 화상의 위험이 있으므로 새로운 음식을 줄 때도 미지근한 온도로 주는 것이 좋다.

아이들은 또 덩어리가 있는 것보다 으깬 감자 샐러드나 건더기가 없는 수프 등 부드럽게 간 음식을 더 좋아한다. 아이들은 입속에서 정체를 알 수 없는 덩어리를 감지하는 순간 곧 뱉어버린다. 또 아이들은 친숙한 음식을 더 좋아하므로 처음에 먹지 않는다고 포기하지 말고 끈기를 가지고 다양한 식품을 자주 제공함으로써 새로운 식품과 친해질 기회를 많이 주도록 한다.

이 때 한 가지 주의할 점이 있다. 아이가 잘 먹을 수 있도록 처음에는 음식을 잘게 잘라주는 것이 좋지만, 아이가 음식에 익숙해지고 성장하면서 점점 크기도 자연스럽게 성인과 같은 모양으로 접하도록 해 줘야 한다는 것이다. 지나치게 오랜 기간 작게 자른 음식만 먹은 아이는 유치원에서 간식으로 나온 통감자를 보고 스스로 자를 생각을 못할 수도 있다. 음식에만 국한되는 이야기는 아니지만 아이의 의견을 존중하고 부모가 도와주는 입장에서 함께 노력하는 자세가 평생 아이의 건강한 식습관과 자아 존중감에 영향을 미친다는 것을 잊지 말자.

때로는 식품 변장술이 도움이 된다

음식을 먹을 때 부모가 먼저 한입 먹으면서 '맛있다'라는 표현을 과장되리만큼 크게 하는 것도 도움이 된다. 아이들은 부모를 믿고, 또 부모를 따라 하려는 경향이 강하기 때문에 부모가 편식하지 않고 다양한 음식을 먹는 시식 과정을 통하여 안전성을 검증한 후에야

별 거부감 없이 새로운 음식을 받아들이기 때문이다. 하지만 무엇보다 중요한 것은 아이 스스로 섭취 여부를 결정하도록 해야 한다는 것이다. 절대로 음식을 억지로 먹이진 말아야 한다. 음식을 강요하면 아이는 거부감을 갖게 되면서 그 음식에 대해 영원히 마음을 닫을 수도 있다. 채소를 먹지 않는 아이라면 채소를 맛있는 양념이나 드레싱과 함께 주거나 여러 가지 색깔과 질감의 채소를 다양하게 줘 아이 스스로 먹고 싶은 채소 종류를 고르게 한다.

그러나 부모가 아무리 노력해도 아이가 몸에 좋은 음식을 잘 먹지 않는다면 이때는 '식품 변장술'을 사용해 보자. 변장술이라고 하면 왠지 아이를 속이는 것처럼 느껴질 수도 있지만, 그냥 아이와 함께 식품의 숨어 있는 맛을 찾는 '가면무도회' 정도로 생각하면 된다. 식품 변장술은 단지 그 안에 뭐가 들어갔는지 얘기하지 않고, 아이 스스로 식품의 맛을 찾고 느낄 수 있도록 도와주는 것뿐이다.

가장 간단한 변장술은 아이들의 눈길을 끌기 위해 다양한 색과 모양으로 음식을 만들거나 음식에 재미를 더하는 것이다. 샌드위치나 치즈를 처음 줄 때, 쿠키 커터로 찍어서 주거나 색다른 모양의 주먹밥을 만들어 주면 아이들은 훨씬 더 잘 받아들인다. 이보다 한 단계 더 나아가서는 식품 자체의 모습이 드러나지 않도록 해 다른 음식에 섞어 준다. 예를 들어 아침 식사용 시리얼에 견과류, 채소 샐러드에 저지방 치즈 가루를 뿌려 주거나 작은 두부 조각을 섞고, 콩나물이나 숙주나물을 잘게 다져서 동그랑땡에 넣는 것도 좋은 변장술이다. 견과류는 볶지 않은 날 것을 사서 먹기 직전에 오븐에 살짝 구워 주면 맛이 훨씬 좋다. 우유에서 지방을 분리, 제거해 건조시켜 분말로 만든 탈지분유 한 컵에는 1,648mg이나 되는 칼슘이 들어 있다. 빵이나 케이크를 구울 때 혹은 크림수프에 탈지분유를 넣으면 아이는 알아차리지 못한 채 맛있게 먹을 것이다. 밀이나 보리를 발아시킨 것을 건조하여 가루를 낸 맥아분(Wheat Germ Powder) 역시 음식에 향을 더하면서도 단백질, 지방, 비타민, 무기질과 섬유소가 풍부하여 영양상으로 매우 좋은 식품이다 고기 요리, 시리얼, 수프, 빵을 만들 때 살짝 넣거나 나물 위에 뿌려도 좋다.

이제 방법을 좀 더 확대시켜 보자. 과일 중에서 바나나만 먹는 아이가 있다. 이럴 때는 아이가 잘 먹지 않는 과일(예를 들어 블루베리나 수박 등)의 즙을 얼려 바나나에 적당히 박은 후 탈지분유, 맥아분에 굴린 후 냉동실에 넣어 얼린다. 바나나를 좋아하는 아이라면 아마 감탄하며 맛있게 먹을 것이다. 이런 식으로 아이가 좋아하는 음식에 싫어하는 음식을 변장시켜 함께 먹게 하거나 아이가 잘 먹는 형태로 만들어 주면 아이는 점차 그 갓에 익숙해지고 좋아하게 될 확률이 높다. 이처럼 한 가지 음식만 먹으려고 하는 다이는 아이가 좋아하는 음식을 먹도록 허용해 주되, 그 음식과 함께 새로운 음식을 같이 주도록 한다.

예민한 아이라서 식품 변장술을 사용해도 족집게처럼 알아낸다고 해도 이런 단계가 언젠간 끝이 날 것이라는 확신을 갖고 포기하지 말고 다양한 음식을 점차적으로 제시해야 한다. 아이의 입맛은 끊임없이 계속 변하고, 모양이 달라지거나 주변 사람들이 먹는 것을 보면 새로운 음식에 호기심을 갖고 시도해보려 하기 때문이다. 그러기에 부모는 "우리 아이는 시금치를 안 먹으니 더 이상 권하지 않겠다."라고 포기하지 말고, 참을성을 가지고 기다려 주어야 한다. 그리고 아이가 음식을 남기더라도 민감하게 반응하지 않는 것이 중요하다.

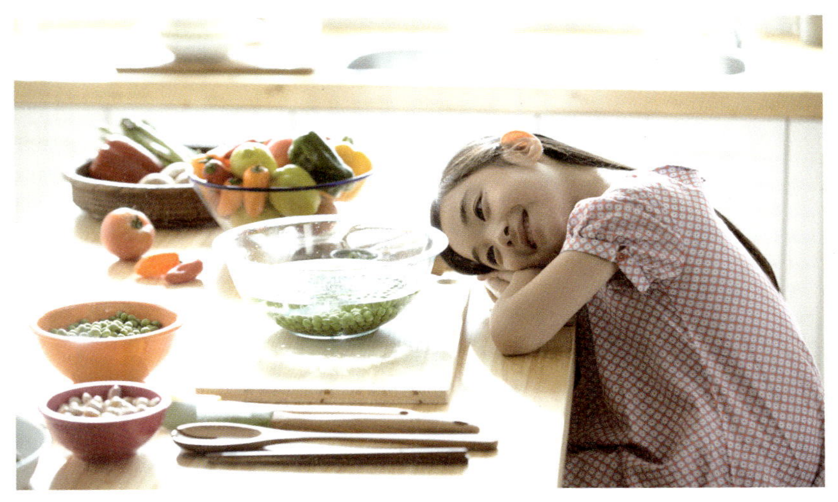

한편 아이가 짜증을 낼 때나 특정한 상황에 달콤한 사탕 같은 것을 주는 행동은 삼가는 것이 좋다. 이런 상황이 반복되면 아이들은 배가 고프지 않아도 먹을 수 있다고 생각하게 되고, 나중에는 아이들이 포만감이나 과식의 신호를 무시하게 된다.

스스로 '배가 고픈지', '배가 부른지' 자신의 몸에 귀를 기울이는 아이들은 과체중이 될 가능성이 적다. 그들이 스스로 만복감을 느꼈을 때 그만 먹을 수 있도록 맡겨 두고, 여전히 부족하다고 요구할 때 적은 양씩 더 주는 것이 좋다. 또 그릇을 다 비웠을 때 칭찬하는 것이 아니라 배부른 만큼 먹었을 때 칭찬해야 한다. 칭찬은 관심과 말, 행동으로 해야지 '음식'으로 하는 것은 좋지 않다. 사랑과 관심은 안아 주고 뽀뽀해 주는 것, 다정한 대화로 하고 음식으로 대신하지 않는 것이 좋다. 식사 시간이 훈계의 시간이 아닌 즐거운 시간이 되도록 해야 아이들도 용기를 가지고 낯선 음식에 도전할 수 있을 것이다.

짠맛에 길든 아이들,
병을 키운다

사람들은 왜 짠맛에 열광할까?

나트륨이 건강에 좋지 않다, 우리나라 사람들의 나트륨 섭취가 세계적으로도 높다는 기사가 연일 쏟아져 나온다. 실제 우리나라 1일 평균 소금 섭취량은 약 12g 정도토 세계 보건 기구(WHO)에서 권장하는 목표 섭취량인 5g(나트륨 2,000mg)의 약 2.5배나 많다. 그럼에도 불구하고 우리는 음식이 적당히 짜야 맛있다고 느낀다. 왜 그런 걸까?

오랜 시간 항상 먹을 것이 부족한 환경에서 지낸 인류는 본능적으로 단맛, 짠맛, 고소한 지방의 맛에 끌린다. 에너지를 낼 수 있는 단맛과 기름진 고소한 맛, 늘 귀했던 염분의 짠맛에 대한 갈망이 인간의 유전자 기억에 담겨 있는 것이다. 특히 짠맛은 뇌에 쾌락을 주기 때문에 짠맛에 길들여지면 뇌는 짠맛에 대한 기대감을 가지게 된다. 그래서 맛집으로 소문난 곳은 대부분 음식이 짜며, 한번 짠맛에 익숙해지면 그보다 더 짠맛을 갈구하게 되는 것이다.

그런데 짠맛을 내는 것은 소금인데 식품 표시는 왜 나트륨(Na)으로 하는 것일까? 소금은 '나트륨(Na, 40%)'과 '염소(Cl, 60%)'로 이루어진 '염화나트륨(NaCl)'이다. 우리 몸의 생리 작용에서 문제가 되는 것은 과량의 나트륨이기 때문에 식품에서는 나트륨 함량으로 표시하는 것이다. 식품 포장에 표기된 나트륨 함량으로 소금의 양을 계산할 수 있다. 예를 들어 라면 한 그릇에 들어 있는 나트륨 2g(2,000mg)을 소금의 양으로 환산하면 2×2.5=5g이다. 참고로 5g의 소금은 1작은술 정도이다.

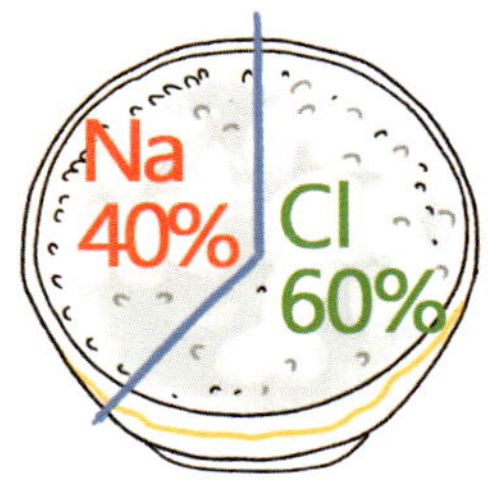

나트륨 함량(g)×2.5=소금 함량(g)
소금 함량(g)×0.4=나트륨 함량(g)

나트륨은 체내에서 수분량 조절, 신경 자극 전달, 포도당과 아미노산 흡수 등 다양하고 중요한 역할을 한다. 하지만 매우 적은 양으로 충분하다.

짜게 먹는 것이 몸에 좋지 않다는 것은 귀에 못이 박히도록 들었지만, 도대체 짠 음식은 어떻게, 왜 몸에 좋지 않은 영향을 미칠까? 몸에 나트륨이 많이 들어오면 혈액의 나트륨 농도가 높아지게 되고 혈액은 농도를 일정하게 유지하기 위해 혈관 내로 물을 끌어당긴다. 혈액이 많아지면 혈압이 상승하고, 심장에서 혈액을 내보내는 부담이 가중되어 심장에 무리가 되며, 그렇게 되면 고혈압뿐 아니라 심부전, 심근 경색, 협심증이 생길 수 있구. 또한 뇌동맥에 영향을 미쳐 뇌졸중(중풍)의 위험도 커진다. 과도한 나트륨 섭취는 또 위 점막을 약하게 만들어 위암 발병의 위험 요인이 될 뿐만 아니라 나트륨 배설을 위한 신장의 부담을 가중시켜 신장 질환의 원인이 되기도 한다.

나트륨은 중독 증상이 있어 일단 짠맛에 익숙해지면 성인이 되어서도 입맛을 바꾸기 쉽지 않다. 그러므로 어릴 때부터 짠맛에 길들여지지 않도록 주의해야 한다. 아이들이 좋아하는 케첩, 머스터드, 마요네즈 같은 소스에도 나트륨이 많이 들어 있고, 식품을 가공할 때 사용하는 보존제, 발색제, MSG, 베이킹파우더, 소다 등 짠맛과 관련이 없다고 생각되는 식품 첨가물에도 나트륨은 들어 있다.

싱겁게 먹는 습관을 들이면 성인이 되었을 때 다양한 질환에 걸릴 위험을 낮출 수 있다. 싱겁게 먹기 위해서는 구매 단계에서부터 올바른 식품을 선택할 필요가 있다. 그리고 싱겁게 조리하며 나트륨 섭취를 줄이기 위해 적극적으로 노력해야 한다.

아이와 함께 다양한 맛을 체험하고, 나트륨을 줄이자

아이들이 달고 짜고, 기름진 음식에 익숙해지면 점점 더 강하고 자극적인 맛에 이끌리게 된다. 식품 본연의 맛을 잊어버리고, 간이 싱겁게 된 음식은 맛이 없다고 느끼게 된다. 그러므로 아이가 식품 본연의 맛을 느낄 줄 알고 자연스러운 맛과 음식을 먹도록 하려면 부모의 절대적인 노력이 필요하다. 간편하다는 이유로 패스트푸드를 너무 쉽게 사 주는 것은 아닌지, 아이들이 좋아한다는 이유로 가공식품을 너무 많이 사는 것은 아닌지 점검해 보아야 한다.

짜게 먹는 어른들도 노력하면 싱겁게 먹을 수 있다. 하물며 아직 입맛이 완성되지 않은 아이들은 두말할 것도 없다. 어른들이 무심코 주는 음식으로 아이들의 입맛은 서서히 짠맛에 길들여지게 된다. 그러므로 아이가 건강한 맛을 알고, 바른 입맛을 갖게 하려면 가정에서 부모의 역할이 무엇보다 중요하다. 더 나아가서는 교육 기관, 식품 업체, 외식 업체도 각각의 책임을 다해야 한다. 우리 아이의 건강한 미래가 곧 우리 사회의 미래이기 때문이다.

나트륨 줄이는 방법들

- 케첩, 머스터드, 마요네즈 같은 소스는 빼고 먹거나 적당량 덜어 사용하기
- 나트륨 함량이 높은 국, 찌개류는 건더기 위주로 먹기
- 소금 섭취를 줄이기 위해서는 양념이 많이 들어 간 조림류보다 찜, 구이로 요리하기
- 소금 대신 멸치 가루, 다시마 가루, 북어 가루, 들깨 가루 등 천연 조미료 사용하기
- 소금보다 간장, 된장, 고추장 등 다른 양념으로 요리하기
- 라면이나 양념장이 필요한 경우에는 스프나 양념장의 양을 절반으로 줄이기
- 생선 구이는 간이 되어 있지 않은 생선을 사용하기
- 생채를 조리할 때는 식초, 레몬 등을 사용하기
- 과일, 채소는 충분히 먹기
- 음식은 가능한 먹기 직전, 혹은 약간 식은 뒤 간하기

05

달콤한 유혹, 단맛에 빠진 아이들

설탕, 알수록 무서운 이유

　　혹시 아이가 밥이나 고기는 안 먹으면서 케이크나 쿠키 혹은 탄산음료를 항상 입에 달고 살지는 않는가? 짠맛도 문제지만, 단맛은 더 큰 문제이다. 일명 '설탕 중독증'에 빠져 있는 사람들은 아무리 참으려 해도 단맛의 유혹을 뿌리치지 못해 자기도 모르게 늘 단 음식을 먹고 있는 경우가 많다.

　신생아들에게 단맛, 쓴맛, 신맛을 맛보여 주면 아이들은 하나같이 단맛에 대해서는 웃음을 지으며 만족해하지만, 쓴맛이나 신맛에 대해서는 거부감을 나타낸다. 인간의 맛에 대한 기호가 선천적이라는 얘기다. 설탕 등 단맛이 나는 음식을 먹으면 뇌에서는 '세로토닌(Serotonin)'이나 '도파민(Dopamine)' 같은 신경전달 물질을 분비시켜 행복감, 흥분, 웃음, 긍정적인 태도, 의욕 등을 일으킨다. 즉, 인간은 본능적으로 단맛에 끌리도록 프로그램화되어 있는 것이다. 어느 연령대에서보다 특히 어린아이들의 단맛 욕구가 강하다. 이는 어린아이들의 혀에 있는 미뢰(맛봉오리)의 개수가 어른보다 훨씬 더 많기 때문이다. 신생아들은 보통 1만 개의 미뢰를 갖고 있지만, 나이가 들면서 그 수가 점점 줄어 8세가 되면 3천 개 정도가 된다. 이처럼 미뢰 수가 어른에 비해 상대적으로 더 많은 아이들은 맛에 민감하게 반응하기 때문에 아이들이 단맛에 열광하는 것이다.

성인 중에도 어린이처럼 여전히 단맛을 선호하는 사람들이 있는데 이들은 스트레스나 욕구 불만 상태일 가능성이 높다. 사람이 스트레스를 받으면 혈당이 떨어져 자기도 모르게 단 것을 찾게 된다. 또 우울감에 빠져 있는 경우에도 위에서 설명한 세로토닌이나 도파민 분비를 위하여 무의식중에 단 음식을 갈구하게 된다.

그런데 단 음식이 기분을 좋게 해 주는 것이 사실이라면 왜 설탕을 굳이 제한하라고 하는 것일까? 이유는 바로 설탕이 중독성이 있기 때문이다. 설탕이 기분을 좋게 해 주는 것은 일시적인 효과일 뿐이다. 설탕이 많이 들어간 단 음식은 보통 음식과 달리 혈당을 급속히 올린다. 혈당이 '급속히' 높아지면 혈당을 낮추는 인슐린이 '많이' 분비되고, 이 같은 '과잉 진압' 결과 한두 시간이 지난 후에는 혈당이 오히려 정상치 이하로 급격히 떨어진다. 그러나 이렇게 저혈당 상태가 되면 또 다시 설탕을 갈망하게 된다. 그뿐만이 아니다. 설탕으로 인해 분비되었던 세로토닌이나 도파민은 일시적으로 우리의 기분을 좋게 만들지만, 이 과정이 반복될수록 같은 정도의 효과를 나타내기 위해서는 점점 더 많은 설탕을 필요로 하게 된다. 그래서 설탕을 '중독성'이 있다고 하는 것이다.

하지만 더 큰 문제는 이렇게 요동치는 혈당이 뇌에서 기분을 조절하는 호르몬에 악영향을 미친다는 점이다. 이런 까닭으로 과량의 설탕 섭취가 소아나 청소년의 과잉 행동 장애나 폭력성을 유발한다는 주장이 설득력을 얻고 있다. 알렌 코트(Allan Cott) 박사는 행동 장애나 학습 장애가 있는 아이 1,000명의 식사에서 설탕이 많이 든 가공식품과 인스턴트식품을 제외시켰더니 그들 상당수에서 증세가 확실히 호전되었다고 보고하였다.

설탕의 또 한 가지 해악은 설탕에는 에너지 이외에는 다른 필수 영양소가 아무 것도 들어 있지 않다는 점이다. 아이들은 1일 섭취 에너지가 적기 때문에 과자, 탄산음료, 아이스크림, 팥빙수, 케이크 등 '단순 열량 식품(Empty-calorie foods)'으로 에너지를 채울 경우, 다른 영양소를 섭취할 기회를 잃게 되면서 영양 불량에 빠질 가능성이 매우 커진다.

설탕 중독증을 예방할 수 있는 가장 효과적인 방법은 아이에게 가급적 설탕을 적게 먹이는 것이다. 설탕이 사탕이나 초콜릿에만 들어 있는 것은 아니다. 피자나 토마토케첩, 마요네즈, 양념 치킨, 캐러멜 팝콘, 콜라 등 아이들이 즐겨 먹는 식품에는 생각보다 많은 양의 설탕이 숨어 있다. 그래서 가공식품을 구매할 때 포장지에 표기되어 있는 영양 성분 표시 중 '당류'의 함량을 철저히 살펴보아야 한다.

영양 성분표에는 1회 제공량에 함유된 당류가 명시되어 있다. 물론 당류라고 해서 모든 것이 설탕은 아니다. 꿀, 콘시럽, 고과당 옥수수시럽, 포도당 등도 다 당류로 표기된다. 그러나 이 단순당 식품들도 설탕과 별 차이 없는 '안티영양소(Antinutrient)'다.

아이들이 단맛을 찾을 때는 우선 물을 한 잔 마시면서 30분을 버티게 해 본다. 하지만 30분 후에도 여전히 단 것이 먹고 싶다면 과일을 주고, 그래도 여전히 단 게 당긴다면 그나마 다크 초콜릿을 주는 게 낫다. 다크 초콜릿은 코코아 함량이 70% 이상이어서 심장병을 예방해 주는 '폴리페놀(Polyphenol)'이라는 식물성 화학 물질이 풍부하게 들어 있고, 일반 초콜릿에 비하여 설탕 함량은 적고 단백질이 더 많이 함유되어 있기 때문이다. 또한 일반 초콜릿은 그 단맛과 부드러움 때문에 한 번 입에 대면 멈추기가 힘들지만, 다크 초콜릿은 중독성이 별로 없다는 점도 추천하는 간식의 대열에 오를 수 있는 이유다.

〈가공식품의 영양 성분 표시〉

1회 제공량 1개 (80g)
총 2회 제공량 (160g)
이 제품의 총중량은 160g이고 1회 제공량인 80g을 기준으로 영양 성분의 함량을 표시하였습니다.

관심 있는 영양소를 확인하세요
다이어트 ▶ 열량
고혈압 ▶ 나트륨
비만과 충치 ▶ 당류
심혈관계질환 ▶ 지방 등

1회 제공량 1개(80g)
총 2회 제공량(160g)

1회 제공량 당 함량		%영양소 기준치
열량	285kcal	–
탄수화물	46g	14%
당류	23g	–
단백질	5g	8%
지방	9g	18%
포화지방	2.5g	17%
트랜스지방	2g	–
콜레스테롤	80mg	27%
나트륨	150mg	8%

%영양소 기준치 : 1일 영양소 기준치에 대한 비율

영양 성분
영양 성분 표시에는 열량, 탄수화물, 당류, 단백질, 지방, 포화지방, 트렌스 지방, 콜레스테롤, 나트륨을 의무적으로 표시하고 있습니다.

%영양소 기준치
%영양소 기준치는 하루에 섭취해야 할 영양 성분인 영양소 기준치를 100%라고 할 때 해당 식품의 섭취를 통해 얻는 영양 성분의 비율입니다.

출처: 식품나라

폭력을 부르는 설탕 중독증

영국 정신의학회지(British Journal of Psychiatry) 2010년 10월호에서 사탕을 너무 많이 먹는 어린이들은 성인이 된 후 폭력 행위로 구속될 가능성이 높다는 연구 결과가 발표되었다. 영국의 과학자들이 1970년에 출생한 17,000명의 아이들을 약 40년간 추적 관찰한 결과, 10살 때 사탕이나 초콜릿을 매일 먹은 아이들의 69%가 34세가 되었을 때 폭력성 범죄로 구속되었다는 사실을 밝혀냈다. 연구자들은 이번 연구 결과가 매우 흥미롭기는 하지만, 더 많은 연구를 통하여 이 이론을 확인할 필요가 있다고 덧붙였다.

"단 음식 자체가 나쁘다기보다는 아이의 의사 결정 방식이 더 중요한 것 같다."라고 카디프 대학(University of Cardiff)의 사이먼 무어(Simon Moore) 교수는 말했다. 무어 교수는 "아이가 바람직한 행동을 했을 때 사탕이나 초콜릿을 주는 것은 해로운 것 같다. 그러한 습관이 아이로 하여금 욕구 충족 방법을 제대로 배우지 못하게 막음으로써 충동적인 행동이나 폭력을 하게 만든다."라고 하였다.

하지만 연구자들은 부모의 양육 태도나 사회 경제적 요인을 통제한 후에도 어린 시절 단 음식 섭취량과 성인기의 폭력 행위 사이에는 통계적으로 의미 있는 상관 관계가 있었다고 밝혔다. 그 동안의 연구들은 좋은 영양 섭취가 자녀와 부모 모두에게서 좋은 행동을 유발한다는 사실을 밝혀왔다.

무어 교수는 "그렇다고 부모가 자녀에게 사탕이나 초콜릿을 절대로 주지 말아야 한다는 뜻은 아니다. 그렇게 단순한 결론을 내리기에는 복잡한 요인이 너무 많고, 무조건 사탕을 욕하는 것은 옳지 않다."라고도 덧붙였다(2009년 10월 1일 CBS 보도자료).

일부 학자들은 설탕에게 '안티영양소(Antinutrient)'라는 별명을 붙였다. 왜냐하면 설탕이 대사되면서 비타민 B군을 소모함으로써 단 음식을 많이 먹는 아이들이 비타민 B 결핍증에 걸리기 쉽기 때문이다.

06

아이의 **위장**을
쓰레기통으로 만드는
정크 푸드

칼로리는 과잉, 영양은 결핍

일반적으로 정크 푸드란 당류와 열량만 높고 유용한 영양소는 거의 없는 음식을 말한다. 확대하자면 각종 식품 첨가물(색소, 향료, 보존료, 유화제, 산화 방지제, 팽창제 등)과 에너지, 포화지방, 트랜스 지방, 콜레스테롤, 설탕, 소금 함량이 높은 음식들도 정크 푸드에 속한다고 볼 수 있다. 정크 푸드에는 과자류, 가공 음료, 기름과 설탕, 소금 범벅인 각종 배달 음식과 패스트푸드, 빵이나 페이스트리, 도넛, 청량음료 및 가공 주스 등 대부분 아이들이 쉽게 접하고 먹는 음식이다.

과거에는 학교 근처에서 팔던 포장이 조잡하고 위생 상태가 좋지 않았던 불량 식품이 정크 푸드의 범주에 속했다면 오늘날에는 대기업들이 생산하는 식품 중에도 우리의 눈과 혀를 현혹시키는 '보기 좋고 먹음직한' 정크 푸드가 많다.

‘정크 푸드(Junk Food)’를 문자 그대로 직역하면 바로 ‘쓰레기 음식’이다. 쓰레기는 쓰레기통에 넣어야지, 아이의 위장에 넣어서야 되겠는가? 그러나 정크 푸드를 아이에게 먹이고 싶어서 먹이는 부모는 없다. 그저 편리하고, 맛있고, 값싸고, 아이가 조르니까 어쩔 수 없이 먹이게 된다.

아이들은 위의 용량이 크지 않으므로 한 번에 많은 양의 식사를 하기 어렵고, 필요한 에너지를 얻기 위해서는 세 끼니 식사 외에 간식이 필요하다. 간식은 하루에 필요한 에너지의 10~15%로 1~2회 섭취하는 것이 적당하다. 만일 1,400kcal가 필요한 유아라면 간식으로 140~210kcal 정도 섭취하면 된다. 간식은 끼니에 영향을 주지 않을 정도의 양으로 끼니에서 부족하기 쉬운 칼슘과 비타민, 무기질을 보충할 수 있다면 좋은 간식이 될 수 있다.

물론 정크 푸드를 적당히 먹는다고 당장 문제가 생기는 것은 아니다. 다만 ‘적당히’가 이런 저런 이유로 반복되면 금방 이들 음식에 포위되고 말 수 있다. 정크 푸드는 일단 칼로리, 나트륨이 높고 비타민, 무기질이 부족하다는 것이 문제이다. 아이들이 즐겨 먹는 몇 가지 간식의 칼로리와 나트륨 함량을 보면 식품을 가공할수록 나트륨 함량이 급격히 높아지는 것을 관찰할 수 있다.

물론 정크 푸드가 아니더라도 음식으로 조리되는 과정에서 나트륨이 증가하기는 하지만 정크 푸드의 문제는 단순히 칼로리나 나트륨의 함량뿐 아니라 지방 비율이 높고 식습관이 형성될 시기의 유아들이 패스트푸드에 입맛이 길들여지기 쉽다는 점이다.

〈즐겨 먹는 간식의 칼로리와 나트륨양〉

음식(1회 제공량)	칼로리(kcal)	나트륨(mg)
귤(100g)	39	11
바나나(100g)	80	1
우유(200g)	122	86
고구마(찐 것, 130g)	193	3
크래커(Z 제품, 30g)	156	274
머핀(100g)	223	382
콤비네이션 피자, 냉동(100g)	248	626
햄버거(일반 버거 M사, 100g)	280	662
치킨 너겟(100)	334	679
감자튀김(프렌치프라이, 100g)	450	197
탄산음료(250ml)	110	2

출처: 식품나라

안 먹는 게 아니라 요령 있게 먹기

엄마들은 '이 정도는 괜찮겠지'라는 생각과 편의성 때문에 간식으로 정크 푸드를 종종 선택한다. 그러나 이런 방식은 문제가 있다. 아이들에게는 간식을 먹지 말라고 가르칠 것이 아니라 '올바른 간식 섭취 방법'을 가르쳐야 한다. 간식도 식사 때 먹는 음식 중 하나를 때를 달리 해서 한두 가지만 따로 먹는 것이라고 생각하게 하는 것이 좋다. 즉, 아이에게 간식을 줄 때에도 다섯 가지 식품군을 고려해서 치즈, 오렌지, 통밀 빵 등을 제공하되 준비하기 쉽고, 먹기 쉬운 것으로 제공한다.

아이들이 영양가 있는 식사를 제때 하게 하기 위해서는 위가 적당히 비어 있어야 하고, 적당한 식욕이 남아 있어야 한다. 이를 위해서 사탕, 콜라 등 당류 위주의 간식은 주지 않는 게 좋다. 이런 식품을 집안에 가득 쌓아 놓으면 결과적으로는 영양 결핍이나 비만, 혹은 두 가지 모두 일어날 수밖에 없다. 단맛에 대한 욕구는 선천적이어서 아이들의 입맛대로라면 결코 영양가 있는 음식을 먹으려 들지 않는다. 다양한 음식을 두고 아이들 스스로 골라 먹게 한다면 아이들은 당연히 설탕이 가득한 음식을 선택할 것이다.

"28일 코넬대학 연구팀이 '비만학'지에 밝힌 연구 결과에 의하면 기존처럼 네 조각의 치킨 너겟과 햄버거나 치즈 버거는 그대로 제공하지만 기존 메뉴에 비해 얇게 썬 사과를 추가한 반면 감자튀김은 줄이고 저지방 흰 우유와 같이 제공한 새로운 해피밀 메뉴가 기존 해피밀 메뉴보다 98kcal를 적게 함유하는 것으로 나타났다. 맥도날드 담당자는 2012년 3월 해피밀 메뉴에 얇게 썬 사과 조각을 포함한 후 해피밀 메뉴로 사과 조각이 7억7000만 패키지가 사용됐고 해피밀 메뉴의 칼로리가 평균 20% 줄어들었다고 밝혔다. 연구팀은 해피밀 등 패스프푸드가 건강한 식품이라고 말할 수는 없지만 해피밀에 사과 조각을 추가하고 우유 섭취를 늘린 것이 올바른 방향이라고 강조했다."

2013년 12월 28일자 《메디컬투데이》에 '패스트푸드도 함께 노력해 본다면'이라는 기사다. 아이가 커 가면서 패스트푸드(정크 푸드)를 완전히 피해 갈 수는 없을 것이다. 그러나 적어도 패스트푸드를 건강하게 먹을 수 있는 방법에 대한 고민은 있어야 한다.

물론 가장 좋은 것은 패스트푸드를 접하지 않게 하는 것이다. 아이가 굳이 패스트푸드 식당에 가겠다고 고집을 부린다면 데려갈 수도 있다. 그러나, 평소에 '패스트푸드 식당에 갔을 때엔 자기 용돈으로 음식을 사 먹는다.'라는 원칙이라도 세워 둔다면 아이는 자기 돈이 아까워서라도 그곳에 자주 가려 하지 않을 것이다. 또 집에는 아예 정크 푸드나 패스트푸드를 두지 않는 것이 더 좋다.

냉장고를 열면 바로 꺼내 먹을 수 있는 가공 주스나 탄산음료 대신 저지방 우유나 두유, 생과일주스 혹은 둘을 함께 갈아 만든 스무디를 주면 좋고, 박하와 같은 허브 차에 약간의 꿀을 넣은 후 얼음을 띄워 줘도 가공 음료보다 훌륭한 대체품이 될 수 있다.

식탁 위에는 사탕이나 과자류 대신 사과, 바나나, 포도, 오렌지, 복숭아, 자두, 딸기, 수박, 참외 등 신선한 과일이나 말린 사과, 말린 살구, 말린 망고, 대추, 건포도 등 말린 과일을 놓아둔다. 저당 시리얼, 떡 등의 곡류나 브로콜리, 오이, 토마토 등 채소도 좋고, 오이나 당근 스틱은 아주 추천할 만하다. 외출할 때 패스트푸드 식당에 자주 가게 된다면 그 예방책을 마련해 두는 것이 좋다. 예를 들어 맛있는 김밥이나 샌드위치를 미리 준비해 경치 좋은 공원에서 즐겁게 먹을 것을 추천한다.

아이나 어른이나 혈당이 떨어지면 자제력을 잃고 정크 푸드를 '폭풍 흡입' 할 가능성이 높아진다. 그러므로 혈당이 떨어지지 않도록, 배가 고파지기 전에 미리미리 영양가 있는 간식을 챙겨 먹인다. 해바라기 씨와 같은 견과류 간식이 좋다. 단 음식을 먹었을 때와 비슷한 '기분이 좋아지는' 효과를 볼 수 있기 때문이다. 단, 4살 이하의 아이는 흡인의 위험이 있으므로 땅콩이나 아몬드, 해바라기 씨 같은 견과류를 주는 것은 바람직하지 않다. 이외에도 4살 이하의 아이들에게는 큰 소시지, 질긴 고기, 팝콘, 젤리 빈, 작은 사탕, 큰 포도,

건포도, 익히지 않은 당근 역시 흡인 위험이 있으므로 주지 않도록 한다.

그렇다고 단 음식을 무조건 금지시키는 것은 오히려 좋지 않다. 활동량이 아주 많은 아이라면 아이스크림, 푸딩, 혹은 팬케이크 같은 음식이 에너지를 공급해 주는 데 도움이 될 수 있다. 하지만 활동량이 적은 아이는 활동량을 늘리면서 이러한 단 음식들을 '조금씩' 즐길 수 있도록 허용해 줌으로써 비만이 되지 않도록 해야 한다.

아이와 함께 영양 성분표를 확인하자

아이들은 커갈수록 부모의 관리 없이 용돈을 사용하여 스스로 간식을 구매하게 된다. 학교와 학원 등 외부 활동이 늘어나면서 간식 구매는 더욱 자유로워지고, 또래와 어울리면서 맛있지만 건강에는 그다지 도움이 되지 않는 음식에 끌린다. 결국 당류, 포화지방, 나트륨이 많고 식품 첨가물이 들어 있는 과자, 스낵, 사탕, 젤리 등의 정크 푸드나 가공식품을 쉽게 먹게 되는 것이다.

가공식품에 사용되는 식품 첨가물은 안전한 양이라고는 하나 어려서부터 오랜 기간 섭취했을 때 어떠한 결과가 있을지 혹은 다양한 첨가물들을 복합적으로 섭취했을 때 어떠한 영향을 줄 수 있는지 아직은 명확히 알 수 없다.

유통 기한이나 식품 표시조차 제대로 이루어지지 않은 불량 식품에 노출되어 있는 우리 아이들의 환경을 생각한다면 어른부터 정신을 바로 차려야 한다. 부모가 따라다니면서 아이의 간식을 골라 줄 수는 없지만, 일상의 식생활을 통해 인위적인 맛이 아닌 자연의 맛을 느끼고 좋아하게 만들어 줄 수는 있을 것이다. 그러기 위해서는 먼저 부모가 좋은 간식을 제공할 의무가 있다. 평소 과자, 빵보다는 고구마, 감자, 옥수수를 구워 주거나 청량음료보다는 과일, 채소 주스를 만들어 주고, 사탕, 초콜릿, 빙과류보다는 과일과 두유, 우유를 갈아 얼린 천연 빙과류를 주는 등 가공식품보다 정성으로 조리한 자연식품을 제공해야 한다.

그리고 아이들이 좋은 간식과 덜 먹어야 하는 간식을 구분할 수 있도록 가르쳐야 한다. 가공식품을 무조건 못 먹게 할 것이 아니라 제한을 두어 조금만 먹게 한다. 그리고 규칙적인 세끼 식사와 한두 번의 간식을 균형 있게 섭취하는 방법과 단맛, 짠맛이 강한 간식보다 담백한 맛이 성장과 건강에 좋다는 것, 영양적인 간식은 자주, 비영양적인 간식은 조금만 먹어야 한다는 것을 이해시켜야 한다.

마지막으로 건강한 음식을 선택하도록 사전에 아이와 함께 연습한다. 그러기 위해서는 영양 표시와 식품 표시를 읽는 방법을 부모가 먼저 익히고, 아이의 영양 상태를 고려하여 영양 성분표에서 유통 기한, 원료명 등 반드시 확인할 항목을 결정하도록 해야 한다. 아이가 어느 정도 성장하면 영양 성분표 등 식품을 살 때 주의할 점을 확인하는 연습을 조금씩 시도해 보는 것이 좋다.

아이들은 부모가 생각하는 것보다 훨씬 더 영리하고 지혜롭다. 부모가 천천히 잘 설명해 주면 아이들이 오히려 부모보다 더 꼼꼼히 챙기고 따지고 든다. 부모들은 아이를 지금보다 좀 더 믿을 필요가 있다.

07

아침 식사를 거르는 아이들, 두뇌가 깨어나지 못한다

공부 잘하는 첫 번째 조건, 아침 식사

아침은 밤새 휴식을 취하며 자고 있던 몸을 깨우는 중요한 시간이다. 잠에서 깨어나지 못한 상태에서 아침을 거르면 혈당이 저하되며 무기력해지고 집중력이 떨어진다. 어른들도 끼니를 거르면 주변에 보이는 당분이 잔뜩 들어간 열량 위주의 간식을 본능적으로 찾게 된다. 간식을 많이 먹게 되면 끼니 때 식욕이 없어지므로 악순환의 고리에 들어갈 수밖에 없다.

아침 식사는 장시간의 공복 이후에 하는 최초의 식사다. 또한 아이가 하루 동안 사용해야 할 신체적, 정신적 에너지를 위해 연료 탱크를 채워 넣는 식사이기도 하다. 아이는 한 끼만 굶어도 행동이나 학업 수행에 영향을 받는다. 영양가 있는 아침 식사는 학업 수행 능력을 향상시키고, 지각이나 결석률을 감소시킨다. 아침을 굶으면 아이는 집중력이 떨어지고, 집중 시간도 짧아진다. 또한 시험 성적도 더 낮게 나오는데, 평소에 영양 상태가 좋지 않은 아이가 아침까지 굶었을 때 이러한 영향은 더 크다.

아침 결식으로 인한 저혈당 상태가 그 원인 중 한 가지다. 가뜩이나 밤새 공복 상태가 지속되었는데, 아침까지 먹지 않는다면 그 공복 상태가 연장되어 혈당이 정상 이하로 떨어지게 된다. 아이라도 두뇌의 크기는 성인과 비슷하다. 그리고 두뇌는 체내에서 포도당을 가장 많이 사용하는 기관으로 나머지 기관들이 사용하는 포도당 양의 약 3배 정도를 사용한다. 간은 포도당을 글리코겐(Glycogen)으로 저장해 놓았다가 필요할 때 혈류로 방출하는 역할을 한다고 앞서 설명했다. 그런데 아이의 간은 성인에 비해 훨씬 작다. 어린이 간의 글리코겐 저장고에는 최대 4시간 정도 사용할 수 있는 양밖에 저장할 수가 없다. 그래서 아이들의 두뇌와 신경계가 정상적으로 작동하도록 포도당을 공급하려면 적어도 4시간에 한 번씩은 음식을 먹어야 한다. 만약 놀이방이나 유치원 교사들이 아이들에게 식사 이외에 간식을 챙겨 주지 않으면 아이들이 곧 힘이 빠지는 이유가 이 때문이다.

게다가 아침을 먹지 않는 아이들이 점심이나 저녁에 아침 식사량만큼 추가로 섭취하느냐 하면 그렇지가 않다. 그래서 결국 에너지, 비타민, 무기질 섭취량이 부족해지게 되는 것이다. 설사 점심이나 저녁에 아침 결식 분량을 추가로 보충한다 해도 그것은 결코 바람직한 식습관이 아니다.

졸리고 바쁜 아침, 아이를 식탁에 앉히는 법

아침 시간은 가장 분주한 때다. 남편 출근 준비에 아이 등원 준비로 엄마들은 늘 정신이 없다. 게다가 아이는 아침을 먹지 않겠다고 떼를 쓴다. 이같은 아침이 매일 반복된다. 아이들이 아침을 즐겁게 먹게 하고 싶다면 먼저 아이를 20분만 일찍 깨우도록 한다. 엄마들은 안타까운 마음에 1분이라도 더 아이를 재울 요량으로 깨우지 않지만, 늦잠을 자고 졸린 눈을 비비며 쫓기듯 어린이집 버스를 타는 아이들은 아침이 유쾌할 리 없다. 평소보다 20분 일찍 재우고, 20분 일찍 깨운다면 여유 있게 아침 식사를 즐길 수 있는 시간을 충분히 확보할 수 있을 것이다.

이때 아이에게만 아침을 먹으라고 강요해서는 곤란하다. 아침을 먹지 않는 아이는 부모 역시 아침을 거르는 경우가 대부분이다. 아니면 도넛을 입에 물고 커피 한 모금 마시며 바삐 집을 나서는 부모일 수도 있다. 부모가 먼저 모범을 보여야 한다. 부모가 먼저 아침을 먹기 시작하면 아침 식사가 건강에 얼마나 도움이 되는지 몸소 체험하게 될 것이다. 저녁에 한 자리에 모이기 힘든 현대인들의 생활 양식을 감안하면 아침에 모든 가족들이 모여, 짧더라도 함께 식사하며 가족의 하루의 건승을 바라는 것도 좋은 방법이다.

아이에게 "아침 먹을래?" 또는 "아침으로 뭐 먹을래?"라는 질문은 삼가야 한다. 아침 식사는 선택이 아니라 필수라는 것을 습관적으로 익히도록 해야 한다. 아이에게 괜히 메뉴 선택권을 줬다가는 "이것도 싫다, 저것도 싫다" 하는 투정만 키울 수 있다. 그러므로 무조건 아침상을 차려 놓고 "아침 먹자!"라고 부르는 것이 좋다. 또 아침부터 소리를 질러대기보다는 식사 시간을 알리는 종이나 차임벨, 음악 등을 미리 정해 가족 간의 신호로 사용한다면 아이들이 재미있어 하면서 달려 나올 것이다.

아이가 아침마다 밥을 먹기 싫다고 떼를 쓴다면 아이가 좋아하는 음식을 아침에 먹이도록 한다. 아이가 떡볶이를 좋아한다면 떡볶이를 아침 밥상에 올릴 수 있다. 식욕이 없는 아침이라 해도 자기가 좋아하는 음식에는 반응할 것이다. 치즈나 김을 잘라 음식 위에 아이의 이름을 써 주는 방법도 있다. 토스트나 볶음밥 등, 아침 메뉴에 자기 이름이 적혀 있다면 아이는 흥미를 가질 것이다. 누구나 자기 이름에는 애정을 갖기 마련이다. 아직 글씨를 모르는 아이를 위해서는 스마일 얼굴이나 하트 모양 등 간단한 그림을 그려 넣어주는 것도 좋다.

부모라면 아침 식사의 중요성에 대해 아이에게 구체적으로 설명할 필요가 있다. 아이들은 어른들이 생각하는 것보다 자신의 장래에 대해 관심이 많다. 아침 식사가 아이 장래의 성장 발달과 건강에 얼마나 중요한지 평소에 잘 설명해 준다면 아이는 보다 자발적으로 아침을 먹으려 할 것이다.

여러 번 이야기했지만, 아침 밥상에서도 꾸짖거나 훈계하지 않는다. 훈계는 식사 시간을 피해서 하고, 커다란 파티용 화채 그릇에 소량의 음식을 담아 주거나 소꿉놀이 그릇 3개에 죽을 나누어 담아 '아빠 곰, 엄마 곰, 아기 곰' 죽 그릇이라고 하는 등 아이의 웃음을 자아내는 아이디어를 활용하여 아이 스스로 아침 식탁으로 달려오게 하는 것이 좋다.

장황하게 방법을 설명해도 바쁜 아침 시간, 도저히 시간을 만들지 못하는 가정도 많을 것이다. 이런 집은 간단하게 시리얼로 아침 식사를 대체하는 경우도 많은데, 사실 시리얼은 아무리 영양소를 강화했다고 해도, 사실상 영양적인 식사는 못 된다. 밀이나 각종 곡류를 열처리하고 볶는 과정에서 상당량의 비타민이 손실되기 때문이다. 게다가 무엇보다 치명적인 문제는 대부분의 시리얼에 엄청난 양의 설탕과 소금, 그리고 식품의 산화를 방지하는 BHT, BHA와 인공 색소, 향료 등이 첨가되어 있다는 사실이다.

하지만 바쁜 아침에 식욕 없는 아이들과 전쟁을 치르는 것보다는 낫다고 생각해 시리얼을 선택한다면 궁여지책으로 몇 가지 보완책을 써 보도록 하자. 아예 아침을 거르는 것보다는 시리얼이 차선책이 될 수는 있다. 많은 아이가 우유 없이 시리얼을 과자처럼 먹지만, 그것은 옳지 않은 방법이다. 시리얼은 반드시 우유나 두유, 요구르트 등과 함께 먹인다. 거기에 생과일, 무가당 요구르트까지 넣는다면 금상첨화다. 또 설탕이 전혀 안 들어갔거나 비교적 적게 들어간 시리얼을 사서 올리고당이나 설탕을 조금만 넣는 것도 설탕 섭취량을 줄이는 방법이 될 수 있다. 직접 설탕을 넣어 보면 시판되는 시리얼에 얼마나 많은 설탕이 첨가되어 있는지 깨닫고 아마 적잖은 충격을 받을 것이다. 만약 아이에게 오트밀을 준다면 끓일 때 탈지분유를 조금 넣어 주는 것도 좋다.

뇌는 복합 탄수화물에서 분해된 포도당을 에너지원으로 삼는다. 아침 식사는 어른뿐 아니라 아이의 두뇌 활동을 깨우는 중요한 시간이다. 아침 식사를 거르면 두뇌 활동이 저하되고, 일을 하면서, 공부하면서, 놀면서 필연적으로 집중력이 떨어지고 기력이 없어질 수밖에 없다. "아침부터 두슨 고기", "아침부터 웬 떡볶이?"라는 식의 고정관념을 버리고 어떤 메뉴든 아침 식사를 하는 것이 중요하다. 여름철에는 두유와 함께 신선한 과일과 얼음을 갈아서 예쁜 빨대를 꽂아 주는 등 아이가 기분 좋게 식사할 수 있는 아이디어를 내보도록 하자.

가공 주스가 몸에 좋다고 착각하는 엄마들

눈에 보이는 대로 다 믿지 마라

요즘 아이들은 갈증이 날 때, 습관적으로 가공 주스나 탄산음료를 마시는 경향이 강하다. 그러나 시중에 나와 있는 수많은 가공 음료에는 대부분 고과당 옥수수 시럽이 첨가되어 있다. 고과당 옥수수 시럽이 당도도 높고 값도 싸기 때문이다. 그런데 이 고과당 옥수수 시럽이 비만과 당뇨병, 대사증후군의 위험을 높인다는 연구 결과들이 쏟아져 나오고 있다. 그리고 이런 가공 음료들은 단순당 함량이 높아 삼투압에 의해 세포 내 수분을 유출시킨다. 결과적으로 가공 음료들은 세포에 수분을 공급해 주는 게 아니라 오히려 탈수를 일으킨다.

국민 건강 영양 조사 자료(2010년)를 근거로 한 식품의약안전처의 보고에 따르면 만 3~5세 유아의 1일 당류 섭취량은 52.8g이며, 가공식품 유래 당류 섭취량은 음료류, 과자 및 빵류 순이었다. 유아에게 당 함량이 많은 음료 섭취에 주의가 필요한 이유다. 당류는 보통 하루에 필요한 에너지의 10~20% 이하(한국 영양 섭취 기준)로 섭취하는 것을 권장하는데, 만 3~5세 유아의 경우 1일 필요 에너지 추정량이 1,400kcal이므로 140~280kcal에 해당하는 당류는 35~70g이다.

현재 유아들이 하루 섭취하는 당의 양이 권장 범위에 들고 있기는 하나 가공식품 외 일반 음식을 통해 섭취하고 있는 당이 충분히 반영되지 않은 자료라는 것을 생각할 때 결코 안심할 수 있는 양이 아니다. 실제 당류는 청량음료와 같은 가공식품에 첨가된 것이 아닌 과일과 같이 자연식품을 섭취할 때 자연스럽게 함께 먹게 되는 것만으로도 충분하다. 문제는 대부분의 부모가 탄산음료와는 달리 가공 주스는 몸에 좋을 거라고 막연히 생각한다는 것이다. 하지만 100% 가공 주스라고 해도 탄산음료와 별반 다를 게 없다. 단순당과 에너지 함량만 높을 뿐 별다른 영양가가 없기 때문이다. 아이들은 만화 캐릭터를 이용한 포장에 예쁜 색과 새콤달콤한 향을 가진 음료들을 선호한다. 이러한 제품을 과즙만 담은 주스로 착각하기 쉽지만 실제로는 과일의 맛, 색, 향을 내는 청량음료에 불과하다. 이런 음료는 대개 과즙은 소량만 사용하고 액상 과당과 구연산 등으로 새콤달콤한 맛을 내며 착색료(식용 색소 황색 4호, 청색 1호, 적색 3호 등)와 착향료(딸기 향, 오렌지 정유, 밀크 향 등)를 첨가해 만든다.

가공 음료의 용량이 갈수록 커지는 것도 문제다. 그단큼 아이들의 음료 섭취량도 부지불식간에 늘어나고 있기 때문이다. 특히 식당에서 '무한 리필'되는 탄산음료의 유혹에 넘어가지 않도록 조심해야 한다.

미국 소아과학회에서는 1~6세의 어린이들에게 주스 섭취를 하루 120~180ml 이내로 제한하도록 권고하고 있다. 농축액을 희석하여 만드는 일반 시판 가공 주스의 실체를 안다면 자녀에게 사탕만 제한할 것이 아니라 가공 음료도 왜 제한해야 하는지 이해하게 될 것이다. 대부분의 가공 음료는 첨가물이 함유된 설탕물에 불과하기 때문이다.

어린이 음료로는 맛과 외관을 위해 당류와 합성 첨가물이 사용된 음료보다는 과일을 직접 짜거나 갈아 만든 스트레이트 과일 주스나 채소 주스를 주는 것이 좋다. 그렇다고 과일 주스를 물처럼 마시라는 것은 아니다. 어떤 부모는 과일 음료나 우유를 물 대신 줄 정도로 애용하는 경우가 있는데 당을 포함하여 과다한 열량을 섭취하게 되는 원인이 되므로 좋은 방법이 아니다. 물은 충분히 마시게 하고, 주스는 하루 한 번 정도면 족하다.

아이들이 좋아하는 코코아에도 카페인이 들어 있다

알게 모르게 먹는 카페인도 문제다. 아이에게 커피를 주는 부모가 있을까? 하지만 별 생각 없이 콜라 한 캔을 주는 부모는 많다. 커피 한 잔에는 카페인이 66~100mg 정도 들어 있는데, 350ml짜리 콜라 한 캔에도 그와 유사한 65mg의 카페인이 들어 있다. 그 외에도 다양한 종류의 청량음료에 카페인이 숨어 있다. 아이가 잠자리에 들기 전 잠이 잘 오게 하려는 의도로 코코아를 한잔 타 준다면, 코코아 한 잔에는 13mg의 카페인이 들어 있어 오히려 잠을 깨게 만들 수 있음을 알아야 한다.

종류	콜라	사이다	오렌지 탄산음료	캐릭터 딸기맛 음료	포도 과즙 주스
중량(ml)	250	250	250	235	240
열량(kcal)	112	110	136	80	138
당류(g)	27	21	34	14	29

카페인은 약물이다. 게다가 중독성도 있다. 늘 카페인을 섭취하다가 갑자기 끊으면 금단 증상이 나타난다. 그래서 평소에 콜라나 초콜릿을 많이 먹던 아이가 이런 식품을 먹지 않으면 두통, 위경련, 초조감 그리고 우울감 등이 나타날 수 있다. 이는 카페인이 내분비계에 스트레스로 작용하고 티아민과 이노시톨 같은 비타민을 고갈시키며 이뇨 작용을 통해 탈수를 일으키기 때문이다. 또 수분과 함께 칼륨이나 아연을 배출시키고 칼슘이나 철분의 흡수를 방해하기도 한다.

'세 살짜리 아이가 카페인을 먹으면 얼마나 먹겠냐'고 쉽게 생각했다간 큰 코 다칠 수 있다. 카페인에 중독되면 끊기 어렵다는 것을 생각해서라도 어릴 때부터 카페인을 먹지 않도록 예방해야 한다.

물의 칼로리는 제로다. 물은 충치나 비만을 일으킬 염려도 없고, 각종 질환에도 안전하다. 가장 좋은 수분 공급원은 '물'이라는 사실을 잊지 말자.

우리가 섭취한 음식물이 소화되어 영양소로 이용되기 위해서는 이 모든 영양소의 용매로 작용하는 물이 있어야 한다. 즉 영양소가 흡수될 때에도, 조직을 성장시키고 보수할 때에도, 각종 대사 산물인 몸 안의 쓰레기를 제거하는 데에도, 체온을 정상으로 유지하는 데에도, 그리고 우리가 일하고 운동하고 생각하기 위하여 에너지를 사용할 때에도 물은 중요한 역할을 한다.

체내에 물이 부족한 상태를 '탈수(Dehydration)'라고 한다. 만약 체내에 탈수가 발생하면 우선 혈액량이 줄어든다. 그러면 혈액 순환이 원활하지 못해 혈액을 통해서 각 조직의 세포에 보내던 산소와 영양소를 제대로 공급되지 못하게 된다. 이렇게 굶주린 세포와 물 부족으로 쓰레기 배출마저 안 되면 결국 세포는 독성을 견디지 못하고 사멸하게 된다.

특히 아이들은 성인에 비해 물이 몸에서 차지하는 비율이 높기 때문에 토하거나 설사를 할 때, 다량의 물이 손실되면서 탈수에 빠지기 쉽다(신생아는 몸무게의 70~85%가, 성인은 몸무게의 60~70%가 물이다).

경미한 탈수는 '목마르다'는 신호에 반응하여 물을 마심으로써 곧 회복될 수 있다. 그러나 탈수가 심각하면 세포 내 독성 물질이 축적되면서 기관이 영구적으로 손상된다. 그렇다고 물을 한꺼번에 많이 마시는 것 또한 매우 위험하다. 갑자기 늘어난 세포외액으로부터 물과 나트륨이 혈액 속으로 유입되어 각 조직에 수분이 쌓이기 때문이다. 특히 폐에 물이 축적되면 호흡 곤란이 오고 뇌에 물이 쌓이면서 두개골 내 압력이 증가돼 경련이나 혼수상태가 발생할 수 있다.

대부분의 음식에는 물이 상당량 포함되어 있다. 과일이나 채소에는 80~95%, 육류에는 50%, 빵이나 곡류에는 25~35%의 물이 함유되어 있다. 큰 아이나 성인들은 놀라울 정도로 정확하게 수분 평형을 유지한다. 체내 수분이 너무 많으면 신장을 통해 소변으로 물을 배설하고, 수분이 너무 적으면 갈증 중추에서 갈증을 일으켜 '빨리 물을 마시라'는 신호를 보낸다.

물은 또 호흡이나 피부, 그리고 대변, 눈물이나 콧둘 등을 통해서도 유출된다. 추운 날 숨을 쉴 때 보이는 하얀 김은 호흡을 통해 배출된 수증기가 낮은 기온으로 인하여 응결된 것이다. 그러나 어린아이들은 아직 신장이 완전하게 성숙·발달되지 않았기 때문에 수분 평형이 깨지기 쉽다. 특히 아이가 토하거나 설사할 때, 그리고 열이 날 때 탈수에 빠지기가 쉽다. 열이 나면 열을 내리기 위하여 피부에서 많은 양의 땀을 낸다. 또 감기 등 호흡기 질환에 걸렸을 때에는 호흡이 빨라지면서 호흡을 통해 많은 양의 수분을 배출하게 된다. 그래서 아픈 아이들은 건강할 때보다 더 많은 양의 수분을 보충해야 한다.

아이 몸에 수분 평형이 제대로 유지되고 있는지 가장 쉽게 알아볼 수 있는 방법은 아이의 소변 색을 살펴보는 것이다. 연노랑색이라면 정상이지만 색이 진해졌다면 탈수 상태임을 암시하므로 물을 보충해 주는 것이 좋다.

4살 이상 아이들의 하루 물 권장량은 6잔이다. 하지만 식전 30분부터 식후 2시간 사이에는 물을 많이 마시는 것이 좋지 않다. 식사 전후로 물을 많이 마시면 소화액이 희석되어 소화에 영향을 줄 수 있기 때문이다. 아이들은 갈증을 흔히 배고픔으로 착각하기 쉽다. 그러므로 아이로 하여금 수시로 물을 마시게 한다면 갈증이 해소되면서 쓸데없는 간식을 먹지 않게 된다.

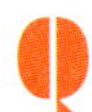 네 살이 된 딸이 있습니다. 시간이 지날수록 점점 식사량이 줄어 드는 것 같습니다. 안전한 식욕 촉진제 같은 것은 없을까요?

결론부터 말하면 그런 것은 없습니다. 아이들은 저마다 다른 성장 속도와 단계를 거치기 때문에 그에 따라 식욕이 매번 달라집니다. 아이의 키와 몸무게가 나이에 맞게 정상적으로 성장하고 있다면 걱정할 필요가 없습니다.

밖에 나가서 아무리 뛰어놀아도 배가 고프지 않다는 아이가 있습니다. 식욕이 없는 아이에게는 너무 피곤하거나 배가 고파지기 전에 영양적인 음식을 주는 것이 좋습니다. 그리고 나이에 맞게 음식을 작은 크기로 썰어 주거나 조금씩 먹을 수 있도록 양을 조절하는 것도 방법입니다. 아이의 식사량은 매끼, 매일 달라진다는 것을 기억하고 너무 조급해하지 않도록 합니다. 엄마는 아이에게 모든 식품군이 골고루 포함된 음식을 제공하는 임무가 있습니다. 어린이에게 식욕 촉진제는 적당하지 않습니다.

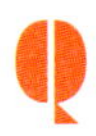 우리 아이는 밥을 잘 먹지 않거나 식사를 거르는 경우가 많습니다. 아이에게 매일 비타민 보충제를 한 알씩 먹이는데, 식사를 거른 날에는 비타민제를 두 알 먹입니다. 괜찮은가요?

결코 비타민 보충제가 음식을 대신할 수는 없습니다. 비타민의 역할은 다른 영양소가 제대로 기능하도록 돕는 것입니다. 아무리 비타민제를 많이 먹어도 음식을 먹지 않는다면 비타민이 제 기능을 할 수 없습니다. 또 비타민제를 정량보다 많이 먹으면 과잉증이 나타날 수 있습니다. '과유불급'의 원리를 꼭 기억하세요. 간혹 보충제로 엄마들이 식사를 제대로 챙겨 주지 못하는 것에 대한 위안으로 삼는 경우가 있지만, 보충제로는 결코 식사를 대신할 수 없습니다. 모든 식품군이 골고루 들어간 식단으로 꾸며진 식사만이 건강한 아이로 만드는 방법임을 항상 기억해야 합니다.

Q 아이에게 간식이나 남은 음식을 줄 때 전자레인지에 데워주는데
전자레인지가 몸에 좋지 않나요?

전자레인지의 강한 열이 식품 내 분자 구조를 변형시켜 발암 물질을 유발한다는 보고가
있기는 합니다. 하지만 인체에 미치는 영향을 확인하기 위해서는 더 많은 연구가 필요합
니다. 인체에 무해하다는 연구 결과가 나오기 전까지는 될 수 있는 대로 전자레인지를 사
용하지 않는 것이 좋겠지만, 생활하다 보면 전자레인지가 요긴할 때도 있습니다. 무조건
쓰지 않는다는 것보다는 사용상 주의점을 기억하는 것이 좋습니다. 전자레인지를 사용하
면 간혹 음식이 골고루 데워지지 않고 부분적으로 아주 뜨거운 곳이 생길 수 있는데, 이런
경우 자칫 아이들이 화상을 입을 수 있으므로 음식을 데운 후에는 잘 섞어서 온도를 일정
하게 만든 후 먹어야 합니다.

Q 아이에게 피자나 햄버거는 절대 먹이면 안 되나요?

프렌치프라이는 한여름 상온에서도 절대 썩지 않고 수분만 빠지는 것을 알고 계시나요?
시판용 피자나 햄버거는 아이의 영양에 별로 도움이 되지 않는 것은 사실입니다. 그러나
아이가 먹고 싶어 하는데 무조건 못 먹게 하는 것은 정서 발달에 나쁠 수 있기 때문에 허용
범위를 정하고 가끔 허락을 해 주는 정도는 괜찮습니다. 하지만 무엇보다 좋은 것은 엄마
가 직접 집에서 만들어 주는 것이겠지요. 어떻게 만드느냐에 따라 피자나 햄버거도 얼마
든지 건강식이 될 수 있기 때문입니다. 통밀 가루로 피자 도우를 만들고, 토핑으로 살코기
와 각종 채소, 그리고 저지방 치즈를 얹는다면 말이죠. 또 피자와 함께 채소 샐러드도 같이
먹는다면 금상첨화입니다. 햄버거도 집에서 살코기와 채소를 넣어 만들고, 프렌치프라이
대신 감자스틱에 카놀라유와 약간의 소금, 파슬리 가루 섞은 것을 발라 오븐에 굽는다면
훌륭한 건강식이 될 수 있습니다.

Q 무설탕 껌은 아이에게 안전하지요?

물론 무설탕 껌이 다른 정크 푸드보다 나은 건 사실입니다. 하지만 무설탕 껌에도 인공 색
소나 향료가 첨가되어 있습니다. 또 껌을 씹으면 턱 근육이 수축되면서 침 분비가 촉진되
어 소화관에 '곧 음식이 들어간다. 소화할 준비하라!'라는 메시지를 브내게 됩니다. 그래
서 위장에서는 위산을 분비하고 기다리고 있지요. 하지만 아무리 기다려도 음식이 들어오

지 않으니 위산이 사용될 곳을 찾지 못하고 이런 일들이 지속적으로 반복되면 위 자체를 소화하게 되고, 결국 위염을 일으킬 수 있습니다. 아이가 무엇인가를 씹는 것을 좋아한다면 당근이나 셀러리 스틱은 어떨까요? 껌보다는 훨씬 건강한 간식이 될 것입니다.

아이에게 탄산음료는 언제 주는 게 좋을까요?

영양학적으로 말하자면 아이에게 탄산음료를 줄 이유가 전혀 없습니다. 탄산음료에는 설탕이나 고과당 콘시럽, 카페인 등이 많이 들어 있어 비만, 충치, 성장 부진 등을 일으키기 때문입니다. 아이들은 일반적으로 탄산음료를 좋아합니다. 사실 맛을 모르면 좋아할 수도 없겠지만, 생일 파티나 특별한 날에는 탄산음료가 약방의 감초처럼 꼭 등장하기 마련이죠. 이런 날은 소량만 마실 수 있도록 허락하세요. 친구들은 다 마시는데 혼자만 마시지 못한다면 아이가 심한 스트레스를 받을 수 있기 때문입니다. 하지만 탄산음료를 매일 물 대신 마시는 습관을 들인다면 정말 곤란합니다. 이런 습관을 막기 위해서는 탄산음료를 아예 집에 사다 두지 않는 것이 가장 확실한 방법입니다.

비만아인 아이에게 패스트푸드와 지방은 먹이지 않고 고단백식을 먹이는데도 살이 빠지지 않습니다. 뭐가 잘못된 것일까요?

살이 빠지지 않는 데에는 여러 가지 원인이 있을 수 있습니다. 질문으로만 본다면 혹시 아이에게 고단백식을 주기 위하여 스테이크, 삼겹살, 치즈 등을 주시지는 않나요? 단백질을 많이 먹이는 것이 결코 에너지를 줄인 식사는 아닙니다. 그런 식품들에는 단백질뿐 아니라 지방도 아주 많이 함유되어 있어 쉽게 살이 찔 수 있습니다. 또 단백질 식품도 많은 양을 섭취하면 살이 찝니다. 단백질 역시 1g당 4kcal의 에너지를 내기 때문입니다.

패스트푸드를 먹이지 않는 것은 아주 좋습니다. 하지만 아이가 런천미트, 베이컨, 소시지, 햄 등을 먹고 있는 것은 아닌지요? 많은 부모가 이러한 가공육을 좋은 단백질 식품으로 오해하고 있습니다. 그러나 이들 역시 지방과 탄수화물 함량이 높기 때문에 살을 찌우는 복병입니다. 체중을 줄이기 위해서는 에너지 섭취량을 줄이고, 특정 영양소만 집중해서 먹이는 것보다는 균형식을 하는 것이 가장 효과적입니다. 또 체중을 줄이기 위해서는 운동량과 활동량을 늘리는 게 중요합니다. 만약 아이가 큰 스테이크 조각을 먹고 난 후 TV 앞에만 앉아 있다면 결코 살이 빠질 수 없습니다.

Q 정수기, 믿어도 될까요?

정수기에는 여러 가지 종류가 있습니다. 모든 정수기는 위생 관리가 우선입니다. 활성 탄소 필터식 정수기는 필터를 정기적으로 교환하지 않으면 유해한 오염 물질이 생길 수 있으며, 역삼투압 방식 역시 세균이 번식할 수 있으므로 필터를 정기적으로 점검해야 합니다. 여과식 정수기는 유기 오염 물질보다는 무기 오염 물질을 더 효과적으로 제거하지만, 정기적으로 물때를 청소하지 않으면 유해할 수 있습니다. 만약 오래된 주택이나 아파트에 산다면 수도관에 납이 섞여 있지 않은지 점검해 볼 필요가 있습니다. 아이들은 쉽게 납 중독에 걸릴 수 있기 때문입니다.

Q 약국에서 공짜로 주는 비타민, 먹어도 되는 건가요?
약이 아니라 불량식품 먹이는 것 같아 괜히 찝찝합니다.

약국에 가면 캐릭터나 장난감으로 꾸며진 비타민 제품이 진열되어 있어 아이들의 시선을 끕니다. 때로는 약국이나 병원에서 서비스나 홍보 차원으로 그런 비타민을 무료로 한두 개씩 나눠 주기도 합니다. 이런 비타민 중에는 건강기능식품 마크가 붙어 있는 것도 있지만, 비타민이 첨가된 캔디류인 경우도 있습니다. 건강 식품도 캔디류도 모두 비타민이라고 부르기 때문에 부모님들이 가끔 어린이용 종합 비타민 무기질과 일반 식품을 혼동하기도 합니다. 그러나 시판되는 비타민의 영양 성분을 확인하면 비타민 C나 비타민 B와 같은 영양소는 소량만 들어 있고, 제품 유형은 캔디류 혹은 건강기능식품 등으로 표기되어 있는 것을 볼 수 있습니다. 제품 유형에 상관없이 함유된 영양소는 매우 소량입니다. 설탕, 포도당과 같은 단순당이 주성분이고, 합성 착향료를 이용하는 경우도 있으므로 사탕과 별반 다르지 않다고 생각하면 됩니다.

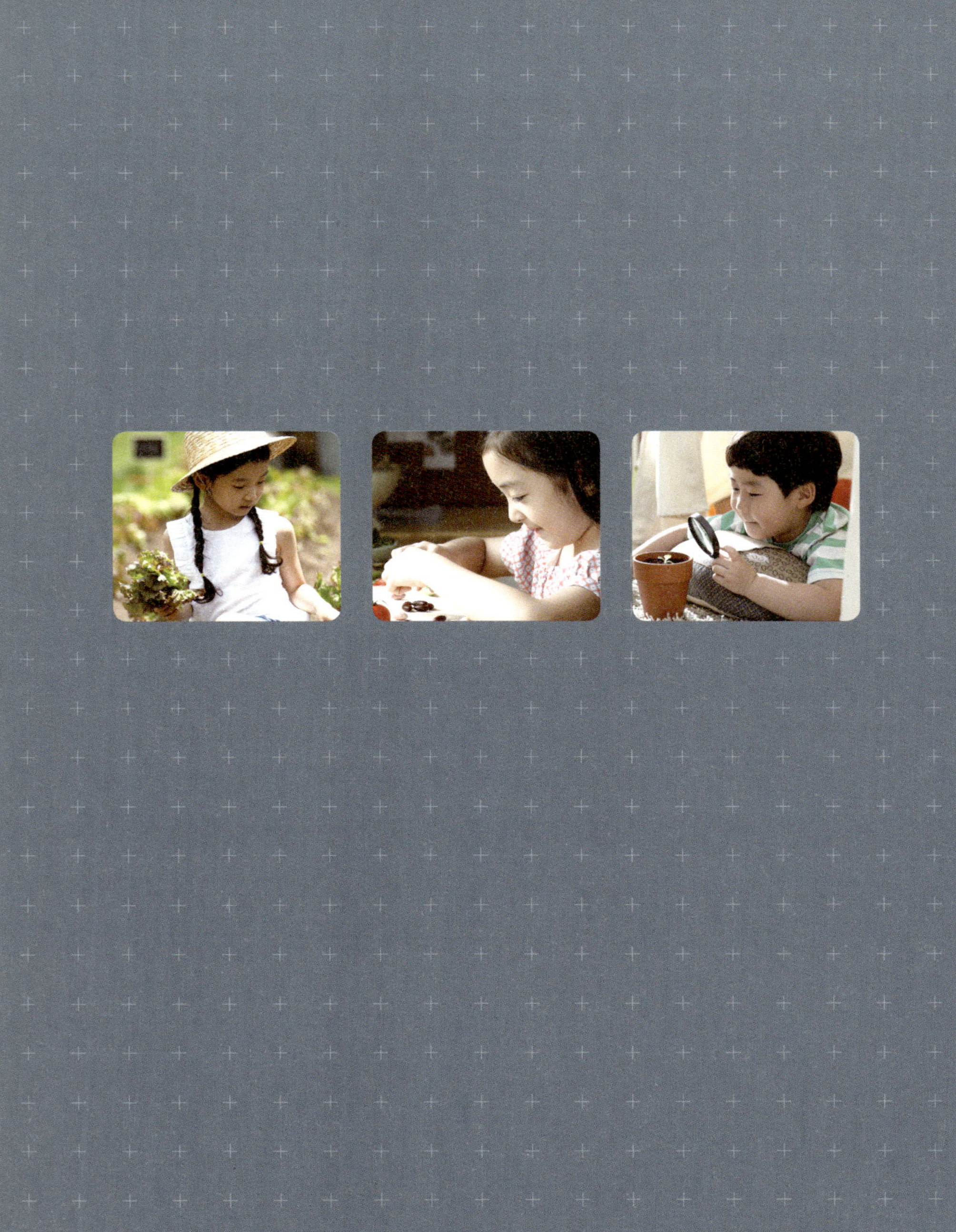

PART**4**
건강한 밥상, 장보기에서 시작된다

장을 본 후 장바구니를 들여다보면 항상 사던 식품들만 들어 있어
당황스러울 때가 많을 것이다. 사람은 항상 익숙한 것에 손이 가는 법이다.
그러나 아이를 건강하게 키우기 위해서는 장을 볼 때 의식적으로라도
다채로운 음식 재료, 특히 가공식품이 아닌 자연 식재료를 사도록 노력하자.

01

자연이 곧 **건강식**이다

현대인의 식탁을 점령한 가공식품, 위기를 부르다

언젠가부터 인류가 자연의 순리를 거스르면서 가정과 환경 모두에 문제가 발생하기 시작했다. 풀을 먹어야 할 소에게 옥수수 사료나 고기를 먹이기도 하고, 자연에서 나는 신선한 식품을 먹어야 할 인간이 통조림이나 인스턴트식품을 먹기도 한다. 다 같이 모여 앉아 밥을 먹어야 할 가족이 뿔뿔이 흩어져 밥을 먹고, 같이 밥을 먹는다 해도 이야기꽃을 피우는 대신 각자 휴대폰을 들여다보는 등 식탁에서의 대화도 사라지고 있다.

원론적인 이야기지만, 건강한 가정 문화는 식탁에서 시작된다. 식탁이 건강해야 아이도 정서적으로나 몸으로 건강해지고 안정감을 얻을 수 있다. 물론 건강한 식탁의 기본은 건강한 음식이며, 건강식의 가장 기본 원칙은 역시

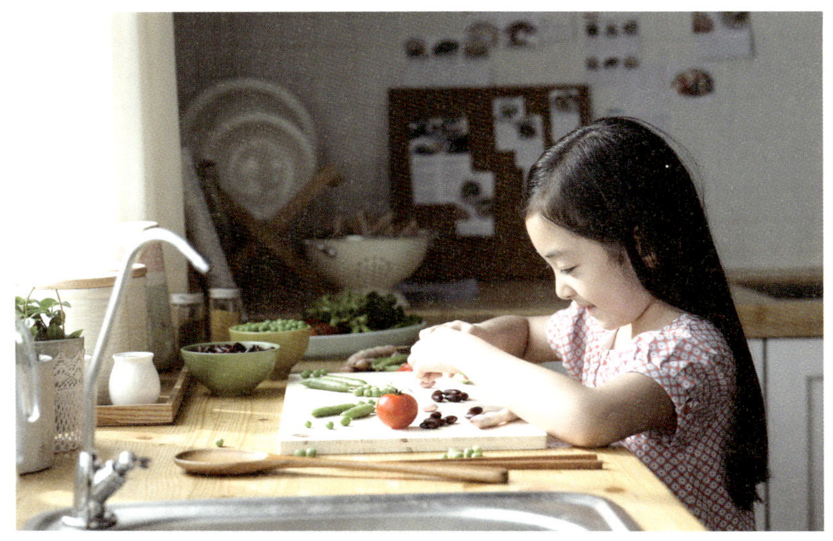

'자연으로 돌아가는 것'이다. 복잡한 영양학 이론이나 의학적 지식이 필요한 것이 아니다. '이 식사가 자연스러운 것인가?'만 따져 보아도 누구나 자연스럽게 건강식을 할 수 있다.

수많은 사람이 건강식에 관해 이야기하고, 글을 쓰고, 책을 읽는다. 그런데 정작 건강 밥상은 천연기념물보다 찾아보기 어렵다. 현대인의 아이러니다. 가공식품, 토양의 영양분 고갈, 화학 첨가물, 패스트푸드 등 과학 기술 발달이 오히려 우리의 밥상에서 많은 영양소를 앗아가는 것이다.

간단한 예를 하나 들어 보자. 마트에서 아침 식사용 시리얼이나 빵을 살 때 보면 어김없이 포장지에 'OO 영양소 강화'라는 문구가 쓰여 있다. 정말 위로가 되는, 듣기 좋은 말이다. 하지만 이 '영양소 강화'라는 표현이 과연 '이 시리얼에는 당신의 자녀가 건강하게 성장하는 데 필요한 22가지 영양소가 다 들어 있습니다.'라는 의미일까?

현실은 그렇게 단순하지가 않다. 시리얼 제조 과정 중에 밀을 비롯한 갖가지 재료의 생산, 가공, 그리고 보관 과정에서 귀중한 영양소들을 많이 잃게 된다. 이 상태에서 '비타민 B군과 비타민 D, 그리고 칼슘과 철분'이라는 대여섯 가지 영양소를 조금 더 첨가해 넣었다고 해서 그게 우리 아이의 건강을 보장해줄 수는 없다. 어떤 식품이 아무리 영양가가 많다그 해도 한 가지 식품으로는 결코 모든 영양소를 다 섭취할 수 없는 법이다.

장 볼 때마다 엄마들은 "무얼 사야 하지?"라는 생각에 한숨이 나온다. 장을 본 후 장바구니를 들여다보면 항상 사던 식품들만 있어 또한 당황스럽다. 사람은 항상 익숙한 것에 손이 가는 법이다. 그러나 아이를 건강하게 키우기 위해서는 장을 볼 때 의식적으로라도 다채로운 음식 재료, 특히 가공식품이 아닌 자연 식재료를 사도록 노력해야 한다. 아이가 갈치를 좋아해서 갈치만 샀다면 오늘은 꽁치나 연어를, 항상 감자에만 손이 갔다면 오늘은 연근이나 우엉을 사서 메뉴에 변화를 주는데 도전해 보자.

가공식품보다는 신선 식품이 답이다

그렇다면 건강한 식탁이란 어떤 식탁일까? 자연식품 그대로 식탁을 차리는 것이다. '자연식품'이란 쌀, 밀, 잡곡류 등의 곡물, 육류, 어패류, 조류, 달걀 등 난류, 채소류, 과일류 등 생산된 자연 상태 그대로의 식품, 또는 산업화에 따른 생산 과정 중에 흔히 사용되는 농약 같은 화학 물질을 사용하지 않고 생산된 천연 그대로의 식품을 말한다.

반대로 농산물·축산물·수산물 등의 자연식품을 그대로 사용하지 않고 형태를 다양하게 바꾸거나 다른 식품 재료, 첨가물 등을 추가하여 제조한 식품을 '가공식품'이라고 한다. 가공식품은 제조에 사용된 원료에 따라서는 농산 가공식품·축산 가공식품·수산 가공식품으로 크게 구분하고, 가공 방법에 따라서는 냉동·통조림·건조·레토르트 식품 등으로 분류한다.

기술이 발달함에 따라 가공식품의 종류는 더욱 다양해지고 맛도 향상되면서 소비자의 기호를 충족시켜주는 제품이 많아졌다. 자연식품보다 저장 기간이 길고 보관 방법도 편리해 가공식품 이용은 더욱 늘어나고 있다. 최근에는 국이나 찌개류도 그냥 데우기만 하면 되는 즉석조리 식품이 출시되고 있어 요리에 대한 부담감이 훨씬 적어진 것도 사실이다. 이렇게 소비자가 사용하기 편하도록 가공식품이 만들어질 수 있는 것은 여러 가지 자연식품 외 또 다른 가공된 식재료가 사용되거나 제품의 질을 높이기 위한 많은 첨가물이 사용되기 때문이다.

그렇다면 이런 가공식품이 과연 자연식품보다 건강하다고 할 수 있을까? 당연히 가공 과정에서 화학 물질은 첨가되고, 식품이 본래 갖고 있던 영양소는 손실된다. 그래서 사람들도 이제는 점차 가공식품보다는 자연식품 또는 덜 가공된 식품이 더 영양적이고 아이의 성장과 건강에 이롭다는 것을 안다.

〈자연식품을 가공 · 조리했을 때 나트륨 함량〉

밀가루 100g (나트륨 2mg 함유)	가공 · 조리 시 →	식빵 2쪽 (나트륨 66mg 함유) 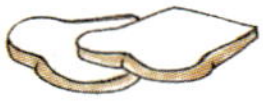
		국수 1그릇 (나트륨 305mg 함유) 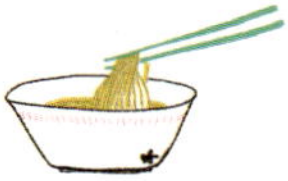
		라면 1그릇 (나트륨 1950mg 함유) 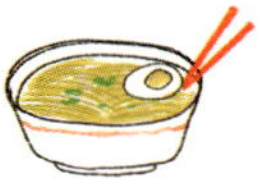
토마토 100g (나트륨 5mg 함유)	가공 · 조리 시 →	토마토 케첩 (나트륨 977mg 함유) 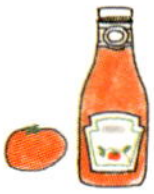
감자 100g (나트륨 2mg 함유)	가공 · 조리 시 →	프렌치프라이 100g (나트륨 227mg 함유) 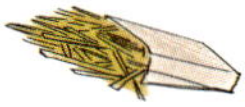
		감자조림 1접시 (나트륨 229mg 함유) 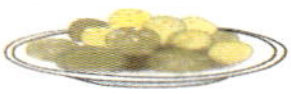
구운 돼지고기, 안심 100g (나트륨 63mg 함유)	가공 · 조리 시 →	햄 100g (나트륨 1080mg 함유) 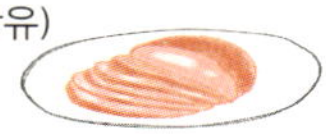
		돈가스 1접시 (나트륨 536mg 함유) 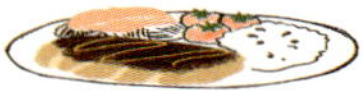

출처: 똑똑한 밥상(보건 산업 진흥원, 2006)

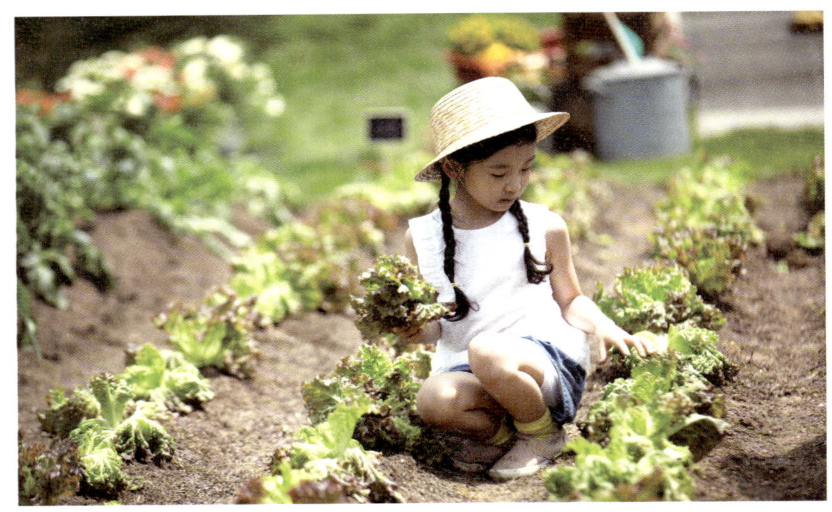

아무리 시대가 바뀌고 변해도 엄마가 만들어 주는 '집밥'보다 좋은 것은 없다. 엄마의 정성 어린 손맛으로 만든 요리는 그 어떤 가공식품도 대체하지 못한다. 앞의 표에서 볼 수 있듯이 쌀, 밀가루, 토마토, 감자, 돼지고기, 생선 등 식품은 자연 상태일 때보다 가공, 조리를 하면 나트륨 함량이 크게 증가한다. 만들어 파는 반찬도 맛을 내기 위해 다량의 소금 및 인공 조미료를 사용하는 경우가 많아 나트륨 함량이 매우 높다. 특히 아이들이 좋아하는 햄버거, 감자튀김, 닭튀김 등에는 칼로리뿐 아니라 나트륨 함량 역시 매우 높다. 가정에서 직접 음식을 만들면 소금양을 조절할 수 있고 다양한 향신료 등을 사용해 짠맛 외 풍부한 맛을 낼 수 있다.

식품을 선택하고 구매할 때는 가공식품, 통조림, 반조리 식품, 시판용 반찬보다는 신선한 재료를 사서 직접 요리하는 것이 가장 이상적이다. 그러나 바쁜 현대 생활에서 가공식품을 완전히 배제할 수는 없다. 그래서 가공식품을 구매할 경우에는 반드시 영양 표시를 확인해야 하는 것이다. 제품 정보를 확인하면 영양적이고 안전한 제품, 저나트륨 식품을 선택할 수 있다. 자연식품과 달리 가공식품은 어떤 것들로 만들어졌는지 또는 그 특징이나 모양 등을 겉으로 알 수가 없다. 그래서 소비자에게 식품의 가치를 알려 주고 품질 좋은 식품을 안심하고 구매할 수 있도록 고안된 것이 식품 표시 제도와 다양한 품질 인증 제도이다. 이런 식품 표시와 인증 제도를 적극적으로 활용할 수 있어야 우리 아이들을 수많은 유해 식품으로부터 보호할 수 있을 것이다.

필요악인 식품 첨가물, 적을수록 좋다

　　　　　　수많은 가공식품에는 향료나 색소 등 다양한 식품 첨가물이 들어간다. 식품 위생법에서는 식품 첨가물(Food Additives)을 '식품을 제조·가공 또는 보존하는 과정에서 넣거나 섞는 물질 또는 적시는 방법 등으로 사용되는 물질'로 정의하고 있다. 즉, 식품 제조 시 특정한 목적을 위해 식품 본래의 성분 외에 첨가하는 물질을 말한다.

우리가 먹는 가공식품이 상온에서 썩지 않고 오래 보존할 수 있고, 반짝반짝 윤기가 나며, 촉촉하고, 달착지근한 맛이 나는 것은 모두 이 식품 첨가물 때문이다. 물론 식품 첨가물은 과학적 시험을 거쳐 안전하다고 인정된 것만이 식품 제조에 사용되고 있으며, 식품 첨가물이 알레르기를 유발한다는 근거가 있는 것도 아니다. 하지만 많은 아이가 식품 첨가물에 대해 민감하게 반응하고 두드러기, 복통, 아토피 등의 증상이 악화되는 경우도 적지 않다. 또 식품 첨가물이 뇌에서 화학 반응을 일으켜 청소년 비행의 원인이라고 주장하는 보고도 있다. 이러한 유해성이 식품 첨가물 자체의 문제인지 또는 식품 첨가물을 많이 먹고 있는 전반적인 식생활 환경 때문인지 알 수는 없으나 피할 수 있다면 가능한 한 식품 첨가물을 먹지 않는 것이 좋다는 것에 대해서는 이견이 없을 것이다.

〈식품의 저장 기간을 오래 유지시키는 식품 첨가물〉

보존료 (Preservative)	식품에 생길 수 있는 미생물(곰팡이, 세균, 효모 등) 번식을 막아 식품이 부패되는 것을 방지한다.	데히드로초산, 소르빈산, 소르빈산칼륨, 안식향산, 안식향산나트륨, 프로피온산, 파라옥시안식향산메틸
산화 방지제 (Antioxidant)	식품에 들어 있는 지방이 산소에 의해 산화, 산패가 되는 것을 막아 품질 보존과 저장을 돕는다.	디부틸히드록시톨루엔, 에리쏘르빈산, 아황산나트륨, 부틸히드록시안, L-아스코르빈산나트륨

〈식품의 품질을 유지·향상시키는 식품 첨가물〉

유화제 (Emulsifier)	물과 지방처럼 섞이지 않는 식품의 원료들을 균질하게 섞어 품질을 좋게 한다.	글리세린지방산에스테르, 카제인나트륨, 레시틴, 대두레시틴
안정제 (Stabilizer)	분말 형태 등 구성 물질이 식품에 일정한 상태로 퍼져 있도록 유지시킨다.	구아검, 덱스트린, 젤란검, 로커스트콩검, 카라기난
고결 방지제 (Anticaking Agent)	분말, 설탕 같은 성분이 공기의 수분을 흡수하지 않게 하고 성분들이 서로 엉키지 않도록 한다.	이산화규소
습윤제 (Humectant)	식품이 건조되는 것을 방지한다.	글리세린

피막제 (Coating agent)	식품에 보호막을 형성하거나 광택을 준다.	몰도린지방산염, 석유왁스
영양 강화제 (Fortifying Nutrient)	가공 과정에서 파괴되는 영양소나 식품에 부족한 영양소를 늘리기 위해 첨가한다.	아스코르빈산, 비타민B$_1$, 니코틴산아미드, 산화아연

〈식품에 질감 · 맛 · 색 · 향을 부여하는 식품 첨가물〉

증점제 (Thickener)	식품에 점성을 주어 촉촉한 질감을 만들어 준다.	구아검, 로커스트콩검, 아라비아검, 잔탄검, 카라기난, 변성전분
산도 조절제 (Acidity Regulator)	식품의 산도, 알칼리도를 조절하여 식품의 물성, 질감, 맛을 좋게 하고 부패를 막는다.	구연산삼나트륨, 제삼인산칼슘, 수산화나트륨, 아미드펙틴, DL-사과산나트륨
감미료 (Sweetener)	식품에 단맛을 주며, 적은 양으로도 설탕의 몇 배 이상의 단맛을 내므로 제품 제조에 많이 사용된다.	아스파탐, 자일리톨, 삭카린나트륨, 수크랄로스, 아세설팜칼륨, D-소르비톨, 글리실리진산이나트륨
착색료 (Color)	가공 과정 중 손실된 식품 본래의 색을 되살리거나 특정한 색을 내게 한다.	식용색소 녹색 제3호 등 16품목, 카라멜 색소, 베리큐 색소 카카오 색소, 오징어 먹물 색소
착향료 (Flavoring Substances)	가공 과정 중 손실된 식품 본래의 향을 되살리거나 특정한 향을 주어 식욕을 돋운다.	합성 착향료, 천연 착향료 (바닐라향, 오렌지향, 레몬향)
향미 증진제 (Flavour Enhancer)	식품의 맛과 향을 증진시킨다.	L-글루타민산나트륨, 효도추출물, 천연카페인

출처: 식품의약품안전처, 식품 첨가물 바로 알기, 식품 첨가물 데이터베이스

아이의 건강을 생각한다면 장을 볼 때 될 수 있는 한 식품 첨가물이 적게 들어간 것으로 구매하는 것이 옳다. 식품의 제조에 사용되는 식품 첨가물 중 일부에는 첨가물 명칭과 함께 용도를 표시하도록 되어 있다. 식품 표시의 원재료명을 읽다가 모르는 성분 명칭이 나오면 괄호 안의 문구를 통해 첨가물의 사용 목적을 확인할 수 있다.

예를 들어 수크랄로스(합성 감미료), 소르빈산칼륨(합성 보존료), 에리쏘르빈산(산화 방지제), 아질산나트륨(발색제), L-글루타민산나트륨(향미 증진제) 등 명칭과 용도를 함께 사용하거나 '구연산삼나트륨 또는 산도 조절제', '변성 전분 또는 증점제', '구아검 또는 안정제', '레시틴 또는 유화제', 이런 식으로 명칭 또는 첨가물의 용도를 표시하고 있다.

식품 표시를 무조건 어렵다고 생각하지 말고, 일단은 읽는 습관을 들이도록 한다. 하나하나 차근차근 읽다 보면 금세 익숙해질 수 있을 것이다. 귀찮다고 생각하지 말고, 우리 아이의 건강을 위한다는 생각으로 접근하면 보다 마음이 편안해질 것이다.

02

아는 만큼 **건강**해진다,
식품 표시 읽는 법

우리 몸을 망가트리는 식품, 사전에 알 수 있다

　　　　　　　　　　파리와 구더기가 끓는 버려진 고기로 만두소를 만들고, 아이에게 치명적인 성분을 넣어 분유를 만들어 파는가 하면 위생 상태가 엉망인 환경에서 음식을 만드는 등 먹을거리와 관련한 엽기적인 뉴스가 방송되면 엄마들은 불안해진다. 그러나 시중에 판매되는 제품을 믿을 수 없다고 직접 농사를 짓거나 아이를 굶길 수는 없는 노릇이다. 그래서 엄마들은 더욱 철저한 감시자가 되어야 하고, 그것을 가능하게 해 주는 것이 바로 식품 표시 제도이다.

　식품 표시 제도는 생산자가 식품에 관한 모든 정보를 제품 포장에 표시하도록 하는 것으로써 식품에 대한 소비자의 알 권리를 충족시켜 주는 중요한 제도다. 그러나 한번 되돌아보자. 장을 보면서 식품 표시를 읽는가? 실제 식품 구매 시 표시를 읽고 있는 소비자들은 아주 적다.

최근에는 소비자 교육이나 소득 수준 및 먹을거리에 대한 관심이 증대되어 식품 표시를 읽는 소비자들이 늘고 있기는 하지만, 그 수는 아직 적다. 더 안전하고 영양상 우수한 제품을 선택하고 싶은 부모라면 식품 표시 읽기를 게을리 해서는 안 될 것이다.

식품 표시를 하는 이유는 제품에 대한 정보를 주는 데 있다. 가장 기본적인 제품명, 내용량, 원재료명, 제조 일자, 유통 기한을 비롯해 업소명 및 소재지, 보관 방법, 반품 및 교환처, 알레르기 물질 등이 들어간다. 이런 기본 정보 표시를 읽는다면 제품에 대해 알 수 있을 뿐 아니라 만약의 위험 가능성에 대처할 수도 있다.

식품 표시를 보면 제품의 영양 및 건강 정보도 알 수 있다. 식품 표시 중 영양 성분표로 제시되는 열량, 탄수화물, 지방, 나트륨 등 영양소와 함량은 제품 섭취를 통해 얻을 수 있는 영양적 결과를 예상할 수 있게 한다. '저지방', '저콜레스테롤'과 같이 영양소 함량의 특징을 나타내는 표시나 '혈중 중성 지질 개선에 도움을 줄 수 있음'과 같이 건강기능식품의 기능성 표시는 제품 선택에 참고할 중요한 영양, 건강 정보이다.

소비자는 식품 표시를 통해 제품 간 비교가 가능하고, 생산자는 제품의 장점을 강조해 제품의 판매 촉진에 도움을 받을 수 있다. '고칼슘', '무지방', '저콜레스테롤'과 같은 강조 표시를 보고 소비자는 유사한 제품들을 비교한 후 이용의 목적과 자신의 영양적 상태를 고려하여 제품을 선택할 수 있는 것이다. 식품 표시를 확인하는 소비자가 많아지면 생산자는 제품 개발 연구와 경쟁력 향상을 위해 더욱 노력하게 될 것이고, 적절한 마케팅 전략이 뒷받침되면서 제품 판매도 촉진될 수 있다. 지금은 '식품 위생법'을 기본으로 '건강기능식품에 관한 법률', '농산물 품질 관리법', '축산물 가공 처리법' 등이 식품 표시 제도를 뒷받침하고 있다. 물론 기관에서는 잘못된 식품 표시로 인해 소비자가 피해를 받지 않도록 법적 관리도 더욱 철저히 진행되어야 하겠지만, 먹을거리는 결국 소비자가 예리한 감시자가 되어야 한다. 그래야 생산자도 더 긴장하고 좋은 제품을 만들어 낸다. 아이들에게 안심하고 건강한 먹을거리를 제공하기 위해서는 결국 엄마가 꼼꼼해질 수밖에 없다.

처음 몇 번이 고비다. 반복해서 보면 금세 익숙해진다

그렇다면 식품 표시는 어떻게 읽으면 좋을까? 다음 그림을 보자.

〈과자 뒷면 식품 표시〉

제품명	초코 비스킷
내용량	128g
유통기한	측면 표기일까지(연월일)
원재료명	소맥분(밀-수입산) 48%, 아몬드(미국산) 14%, 백설탕, 로코아프리퍼레이션(전지분유(우유), 코코아매스), 코코아버터, 쇼트닝, 기타 가공품, 곡류 가공품, 가공 버터, 전란액(계란), 산도 조절제, 유화제(대두), 정제 소금, 액상 과당, 합성 착향료(바닐라 향)

가장 기본이 되는 것은 제품명과 내용량이다. 제품명은 해당 제품을 지시하는 고유의 명칭으로 제품의 이름을 의미한다. 제품명은 허가 관청(수입 식품의 경우 신고 관청)에 신고하는 명칭으로 표시해야 한다. 또한 소비자를 혼

동시키거나 허위 표시에 해당하는 명칭은 제품명으로 사용할 수 없다. 내용량은 제품의 양을 의미하며 내용물의 특성에 맞게 ‘중량(kg, g, mg)’, ‘용량(l, ml)’, ‘개수’로 표시한다.

소비자가 꼼꼼하게 살펴보아야 할 것은 제조 일자와 유통 기한이다. 제조 일자는 제조, 가공이 더 이상 필요하지 않고 포장만을 남겨 둔 시점, 또는 포장 후에 공정을 하는 제품은 최종 공정을 마친 시점의 날짜를 표시한다. 유통 기한은 제품의 제조 일자로부터 소비자에게 판매가 허용될 수 있는 기한을 나타낸다. 제조 일자와 유통 기한은 숫자만 표기되어 있어 간혹 유통 기한이 지난 음식을 아이에게 먹이거나 제조 일자를 유통 기한으로 착각해 상하지 않은 음식을 버리는 경우가 종종 있다.

원재료명과 함량은 제품의 제조, 조리 과정에 사용된 모든 물질의 명칭과 그 물질이 함유된 양을 말한다. 원재료명은 제품에 많이 사용한 순위에 따라 순서대로 표시한다. 합성 감미료, 합성 착색료, 합성 보존료 등 식품 첨가물을 사용한 경우에는 식품 첨가물의 명칭과 용도를 반드시 표시해야 한다.

그리고 가장 주목해야 할 부분이 영양 성분이다. 식품의약품안전처에서는 영양 성분을 ‘식품의 성분 중 인간의 생리적 작용에 필요한 것으로 알려진 생리 활성 물질’로 정의하고 있다. 우리 몸의 체조직과 기관을 구성하고 각 기관의 기능이 유지되도록 인체에서 이루어지는 대사 활동에 필요한 물질이 바로 영양 성분 즉, 영양소(Nutrient)이다. 에너지를 공급하는 탄수화물, 지방, 단백질과 체내 기능을 조절해 주는 비타민과 무기질이 해당된다.

소비자들은 방송, 인터넷, 도서 등 다양한 매체를 통해 건강과 영양 정보에 노출되면서 먹을거리에 대한 관심이 지대하다. 그러나 어떠한 식품을 어떻게 선택해야 하는지 구체적인 방법은 잘 모른다. 영양 성분표를 보는 것이 처음에는 어렵게 느껴지겠지만 연습을 하다 보면 금세 익숙해지고, 습관이 되면 자녀와 가족을 위해 영양적이고 건강한 식품을 선택하는 데 여러모로 도움이 된다. 가공식품을 먹지 않을 수 없는 우리의 식생활 환경에서 식품 표시 특히 영양 성분표를 읽고 확인하는 것은 신선한 채소를 고르는 것만큼이나 중요하다는 것을 절대 잊지 말자.

비교해서 보면 더 쉽다

아이들이 과자, 초콜릿, 사탕 등 간식만 찾고 식사를 거부하는 광경은 어느 가정에서든 흔하게 볼 수 있다. 아이들이 이런 간식을 좋아하는 이유는 과자류의 주재료인 밀가루와 함께 당류, 지방이 많이 들어 있어 질감이 부드럽고 맛이 달고 고소하기 때문이다. 그러나 과자를 많이 먹으면 충치가 발생하기 쉽고, 비만이나 심지어 성인병이라 생각했던 대사증후군의 위험도 훨씬 커진다. 게다가 풍미가 좋고 달고, 짠맛이 강한 음식을 계속 먹다 보면 자신도 모르는 사이 강한 맛에 길들여지면서 건강식을 먹기 더욱 어렵게 된다.

그러므로 어쩔 수 없이 과자를 사더라도 영양 성분표를 확인하여 가능한 한 열량, 지방, 당류 함량이 낮은 제품을 선택해야 한다. 간식을 살 때는 어린이 기호 식품 품질 인증제의 간식 기준(1회 제공량당 열량 250kcal 이하, 포화지방 4g 이하, 당류 17g 이하)을 참조하는 것이 좋다.

식품의 영양 성분표를 확인하다 보면 아이들이 좋아하는 간식이 대체적으로 지방과 당류, 나트륨 함량이 높다는 것을 쉽게 알 수 있다. 여기서 한 가지 엄마가 알아 두어야 할 것이 있다. 비스킷, 쿠키 등 과자류를 선택할 때 주의해야 할 것이 트랜스 지방이다. 과자류를 제조할 때는 흔히 상온에서도 산패가 적고 가격도 저렴한 마가린, 쇼트닝 등을 사용한다. 마가린, 쇼트닝 같은 지방은 식물성 유지(콩기름, 옥수수기름 등)에 수소를 첨가하여 부분적으로 고체화시킨 것으로 공정 중에 트랜스 지방이 생성된다. 이 트랜스 지방은 불포화지방산이지만 포화지방산과 유사한 특성이 있어 혈중 콜레스테롤과 LDL-콜레스테롤은 증가시키고, HDL-콜레스테롤은 낮춰 궁극에는 고지혈증, 동맥경화, 심근 경색 등의 위험을 높인다.

아이들이 즐겨 먹는 과자류 등 가공식품에는 2007년부터 영양 성분표에 트랜스 지방을 의무적으로 표시하게 되어 있다. 그런데 가공식품은 제품의 1회 제공량당 트랜스 지방 함량이 0.2g 미만이면 '0g'으로 표기할 수 있다. 이것은 실제 0g이 아닐 수 있어 과자와 스낵류를 많이 먹게 되면 결국 트랜스 지방을 상당량 섭취할 수 있다는 것이다.

어린이의 트랜스 지방 1일 섭취 기준량은 1.8g(세계 보건 기구 권장)으로 과자류 간식을 자주 섭취하는 아이의 경우 쉽게 초과될 수 있다. 또한 '트랜스 지방 대신 식물성 유지를 사용함'이라고 표시했어도 확인해 보면 포화지방이 많은 팜유를 사용한 경우가 종종 있어 꼼꼼히 살펴보고 지혜롭게 제품을 선택해야 한다.

아이와 성인의 식품 영양 성분표 비교

〈아이 제품의 영양 성분표 예시〉

A 제품		B 제품	
1회 제공량	40g	1회 제공량	50g
열량	110kcal	열량	80kcal
당류	3g	당류	2g
지방	4g	지방	4g

–영양 성분표의 1회 제공량당 열량, 지방, 당류 값이 더 적은 제품은 어떤 것인지 확인한다.
☞ 두 제품의 지방 함량은 같지만 B 제품의 열량, 당 함량이 적다.

–제품들의 1회 제공량을 비교해 다시 영양 성분값을 비교한 후 적합한 제품을 선택한다.
☞ B가 A 제품보다 1회 제공량이 많은데도 열량, 당 함량이 적으므로 B 제품을 선택한다.

〈성인 제품의 영양 성분표 예시〉

A 제품		B 제품	
1회 제공량	50g	1회 제공량	50g
열량	120kcal	열량	120kcal
콜레스테롤	80mg	콜레스테롤	20mg
나트륨	180mg	나트륨	120mg

–영양 성분표의 1회 제공량당 나트륨값이 더 적은 제품은 어떤 것인지 확인한다.
☞ 두 제품의 1회 제공량은 같지만 B 제품의 나트륨 함량이 적다.

–추가적으로 콜레스테롤, 열량값을 비교하여 함량이 적은 제품을 선택한다.
☞ B 제품이 A 제품과 열량은 같지만, 나트륨 외에 콜레스테롤 함량도 적으므로 B 제품을 선택한다.

영양 성분표 읽기

영양 성분표에는 제품의 1회 제공량을 먹을 때 얻게 되는 열량(kcal), 탄수화물, 당류, 단백질, 지방, 포화지방, 트랜스 지방, 콜레스테롤, 나트륨의 함량을 의무적으로 제시하고 있다.

〈과자 뒷면 식품 표시〉

1회 제공량 45g, 총 제공량 90g

1회 제공량당 함량		% 영양소 기준치
열량	175kcal	–
탄수화물	17g	5%
당류	10g	–
단백질	4g	7%
지방	10kcal	20%
포화지방	43g	29%
트랜스 지방	0g	–
콜레스테롤	5mg 미만	1%
나트륨	50mg	3%

1회 제공량: 4세 이상 소비계층이 통상적으로 1회 먹기에 적당한 양으로 '개' 혹은 'g(ml)'으로 표시한다. 영양 성분값은 1회 제공량 또는 100g(ml)에 해당하는 영양소 함량값을 표시한다. 1회 제공량의 영양 성분값을 이용해 제품의 총 제공량에 해당하는 영양 성분값을 산출할 수 있다.

% 영양소 기준치: 식품의 해당 중량을 섭취할 때 얻게 되는 영양소의 함량을 하루에 섭취해야 할 영양소 기준치에 대한 비율(%)로 나타낸 것이다.

열량: 식품에 함유된 탄수화물, 단백질, 지방 함량에 따라 산출되는 에너짓값이다. 1g당 탄수화물과 단백질은 4kcal, 지방은 9kcal의 열량을 낸다.

기타 영양소: 비타민, 칼슘, 철 등을 강조 표시할 때는 의무 표시하는 영양 성분 항목(열량 등 9개) 외에 해당 영양소와 함량을 추가로 표시해야 한다.

퀴즈를 통해 연습해 보자.

〈감자 스낵 영양 성분표〉

1회 제공량 45g, 총 제공량 90g

1회 제공량당 함량		% 영양소 기준치
열량	270kcal	–
탄수화물	46g	14%
당류	23g	–
식이 섬유소	5g	20%
단백질	5g	8%
지방	9g	18%
포화지방	2.5g	17%
트랜스 지방	0g	–
콜레스테롤	80mg	27%
나트륨	150mg	8%

45g을 먹으면 나트륨은 얼마나 섭취하는 것일까?

☞ 표에 제시된 나트륨 함량 150mg을 섭취하게 된다.

45g을 먹으면 하루에 섭취해야 할 식이 섬유소 양의 몇 %를 섭취하는 것일까?

☞ 1회 제공량인 45g을 먹는 것이므로 표에 식이 섬유소 함량 5g 옆에 제시된 % 영양
소 기준치값인 20%를 섭취하는 것이다.

감자 스낵 1봉지를 전부 먹으면 당류는 얼마나 섭취하는 것일까?

☞ 2회 분량에 해당되는 양이므로 당류는 46g 섭취하게 된다.

감자 스낵 1봉지를 전부 먹으면 열량은 얼마일까?

☞ 총 2회 분량인 270kcal × 2회 = 540kcal가 된다.

03

엄마의 **판단**을 돕는 다양한 **인증 제도**

인증 제도는 수학 해설지와 같다

음식으로 장난하는 것만큼 엄마들의 공분을 사는 일도 없다. 이런 일을 사전에 방지하고 믿을 수 있는 정보를 제공하기 위해 만든 것이 다양한 인증 제도이다. 인증 제도는 식품에 대한 이해를 돕는 수학 문제집의 해설지와 같다.

우리나라에는 우수 식품 인증에서부터 식품 위생 관리 인증까지 다양한 인증 마크가 사용되고 있는데, 주로 소비자의 건강과 안전에 도움이 되는 제품에 부여된다. 소비자는 인증 마크를 확인함으로써 특정한 의미를 가진 제품을 선택할 수 있고, 생산자는 인증 마크 부착 시 긍정적인 판매 효과를 얻을 수 있어서 인증 마크 획득을 위해 더욱 노력하게 된다. 즉 인증 제도는 소비자의 선택과 생산 제품의 질적 향상에 도움을 줄 수 있어서 양쪽 모두에게 유익한 제도라 할 수 있다.

　다음에서 소개하는 다양한 인증 마크를 유심히 살펴 두었다가 기회가 있을 때마다 확인하는 습관을 갖자.

〈식품의 품질을 인증하는 제도〉

유기 가공식품 인증	유기 원료를 이용하며 합성 첨가물 사용을 최소화하는 등 유기적인 방법을 사용해 가공한 식품임을 인증한다. 농산물뿐만 아니라 가공식품도 유기 식품 구매가 가능하다.	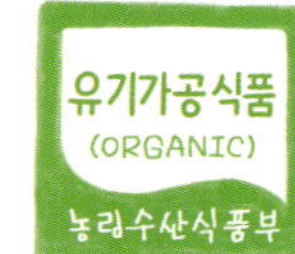
전통 식품 품질 인증	국산 농산물을 주원료로 제조하며 우리나라 고유의 맛, 색, 향을 지닌 전통 식품에 부여한다. 지정된 전통 식품은 후손이 계승하고 더욱 개발할 필요가 있는 우수한 식품임을 인증한다.	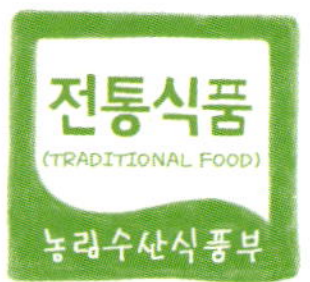
지리적 표시 인증	'보성 녹차', '고창 복분자주'와 같이 농산물이나 가공품에 지리적 표시를 통해 지역의 특산품을 인증, 보호한다. 지리적 특산품의 품질 향상과 산업 확장에 이바지하고 소비자에게 식품의 우수성을 알릴 수 있어 우리 농산물의 가치를 높여 준다.	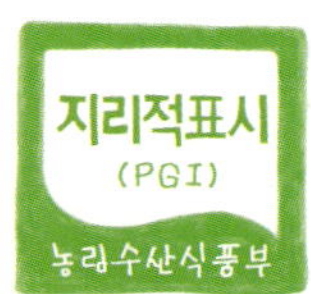

〈제품의 품질 관리를 인증하는 제도〉

| 농산물 우수 관리 인증 | 생산에서 소비자에게 판매되기까지 안전하게 공급되도록 안전 관리 체계 하에 관리된 농산물에 부여한다. 농산물의 안전성을 확보함으로써 우리 농산물의 경쟁력을 높이고 농업 환경을 보호하는 데 도움이 된다. | 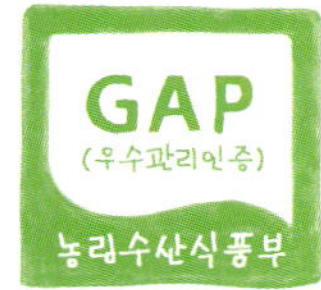 |

| 가공식품 산업 표준 KS인증 | 가공식품 표준화(KS)는 가공식품 및 관련 서비스의 품질을 향상하고 생산 기술을 높이기 위해 표준을 제정하고 보급하는 제도다. 인증은 표준화 일반, 유통 관리, 자재의 관리, 공정 관리 등 기준에 따라 심사하여 허가한다. | 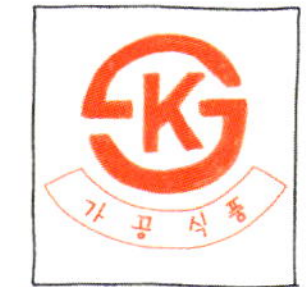 |

| 식품 위생 관리 인증 | 원재료 생산부터 제품 제조, 소비자가 섭취하기까지 단계별로 위해 요소가 식품에 혼입되는 것을 막는 위생 관리 시스템(HACCP: Hazard Analysis and Critical Control Point) 하에 제조된 제품임을 알려준다. HACCP 인증을 받은 제품은 위생 면에서 안전한 제품임을 더욱 신뢰할 수 있다. | 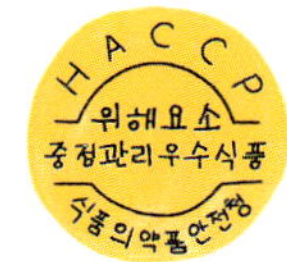 |

| 식품 이력 추적 관리 제도 인증 | 식품의 제조부터 판매까지 단계별로 이력 추적 정보를 관리하고 소비자에게 그 정보를 공유하여 식품의 안전성을 확보한 제품에 인증된다. 식품의 문제 발생 시 이력 추적을 통해 즉시 유통을 차단, 회수하여 신속하게 소비자의 안전을 도모할 수 있다. 식품안전정보원 식품 이력 추적 관리 사이트(www.tfood.go.kr)의 식품 이력 번호를 이용해 이력 정보를 확인할 수 있다. |  |

〈친환경 제품을 인증하는 제도〉

친환경인증

화학 자재(화학 비료, 항생제 등)를 사용하지 않거나 최소화하고 축산업 부산물의 재활용 등을 이용하여 생산된 농산물(축산물)에 인증한다. 친환경 농산물은 생태계 환경을 보존하면서 생산된다. 인증 번호를 이용해 친환경 농산물 정보 시스템(www.enviagro.go.kr)에서 구체적인 정보를 확인할 수 있다.

농림산물	유기 농산물	유기 합성 농약과 화학 비료를 사용하지 않는다. 따로 있던 '유기 농산물', '유기 축산물' 인증 마크를 '우기농' 마크로 단일화했다.	유기농 (ORGANIC) 농림수산식품부
	무농약 농산물	유기 합성 농약은 사용하지 않고 화학 비료는 권장 시비량의 1/3 이하로 사용했음을 인증한다.	무농약 (NONPESTICIDE) 농림수산식품부
축산물	유기 축산물	항생제, 합성 항균제, 호르몬제가 포함되지 않은 유기 사료로 사육했음을 인증한다.	유기농 (ORGANIC) 농림수산식품부
	무항생제 축산물	항생제 · 합성 항균제 · 호르몬제가 포함되지 않은 무항생제 사료로 사육했음을 인증한다.	무항생제 (NONANTIBIOTIC) 농림수산식품부

〈어린이 기호 식품 품질 인증 제도〉

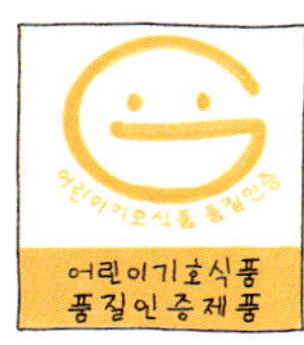

간식용 어린이 기호 식품	식사 대용 어린이 기호 식품
과자류 중 과자(한과류 제외), 캔디류, 빙과류, 빵류, 초콜릿류, 유가공품 중 가공유류, 발효유류(발효 버터유 및 발효유 분말은 제외), 아이스크림류, 어육 가공품 중 어육 소시지, 음료류 중 과·채음료, 탄산음료, 유산균음료, 혼합 음료, 제과·제빵류 및 아이스크림류	면류(용기면만 해당) 중 유탕면류 및 국수 / 즉석 섭취 식품 중 김밥, 햄버거, 샌드위치 / 햄버거, 피자

▷ 1회 제공량당 함량 기준 ◁

열량: 250kcal 이하
포화지방: 4g 이하
당류: 17g 이하
단백질, 식이 섬유소, 비타민, 무기질 중 2개 이상이 다음의 기준을 충족

영양 성분		기준 (1회 제공량당)	
단백질	영양소 기준치의 10% 이상	6g 이상	
식이 섬유소		2.5g 이상	
비타민	비타민 A	영양소 기준치의 15% 이상	105μgRE 이상
	비타민 B₁		0.15mg 이상
	비타민 B₂		0.18mg 이상
	비타민 C		15mg 이상
무기질	칼슘		105mg 이상
	철분		2.25mg 이상

▷ 1회 제공량당 함량 기준 ◁

열량: 500kcal 이하
포화지방: 4g 이하
나트륨: 600mg 이하
단백질, 식이 섬유소, 비타민, 무기질 중 2개 이상이 다음의 기준을 충족

영양 성분		기준 (1회 제공량당)	
단백질	영양소 기준치의 20% 이상	12g 이상	
식이 섬유소		5.0g 이상	
비타민	비타민 A	영양소 기준치의 30% 이상	210μgRE 이상
	비타민 B₁		0.30mg 이상
	비타민 B₂		0.36mg 이상
	비타민 C		30mg 이상
무기질	칼슘		210mg 이상
	철분		4.50mg 이상

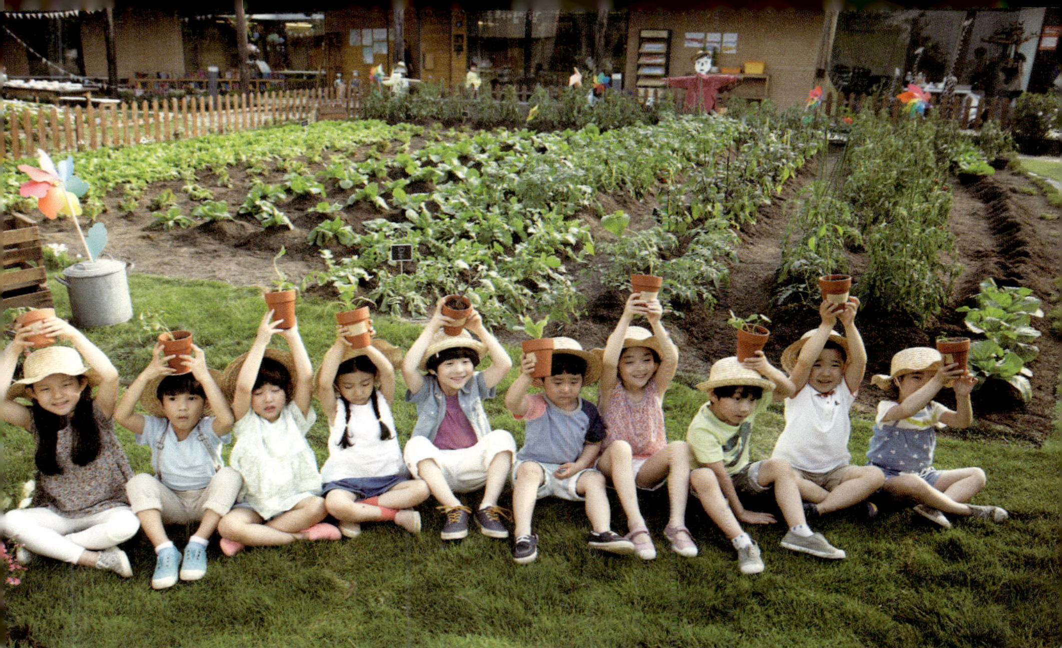

　어린이 기호 식품의 제조부터 판매까지 영양과 위생 기준에 적합한 제품에 한해 식품의약품안전처에서 품질을 인증하는 제도로 2012년부터 시행하고 있다. 어린이에게 영양적이고 안전한 식품을 공급하는 것을 목적으로 하며, 특히 '어린이 식생활 안전 관리 특별법'에 따라 '고열량·저영양 식품'에 해당되지 않는 식품으로 기준에 적합해야 한다. 영양 기준은 어린이 기호 식품을 '간식용'과 '식사 대용'으로 구분하고 있다.

　어린이 기호 식품 품질 인증을 받기 위해서는 적당한 열량, 풍부한 단백질·비타민·무기질·식이 섬유소가 제공되어야 하고, 당류나 포화지방, 나트륨 함량은 제한을 두고 있다. 또 합성 보존료나 L-글루타민산 나트륨, 타르색소 등은 첨가되어서는 안 된다. 기본적인 HACCP(한국 식품 안전 관리 인증원)의 인증이 있어야 한다.

04

어린이 **영양제,**
먹일까? 말까?

영양 불균형에 빠진 아이들

　　라면만 먹고 뛰었다던 육상 영웅 임춘애 선수의 일화가 사람들의 심금을 울린 것도 꽤 오래 전 일이다. 예전이야 못 먹고 못 입는 아이들이 많았지만, 21세기 우리 주변에는 꼭 그런 것만은 아니다. 오히려 영양 과잉을 걱정해야 할 판국이다. 그러나 먹을거리가 넘쳐나는 지금, 우리 아이들이 영양 실조가 아니라고 장담할 수 있을까?

　　국민 통계에 따르면 우리나라 국민들의 평균 에너지 섭취량은 한국인 영양 섭취 기준의 100% 수준으로 아이들을 포함한 대부분의 사람에게 영양 부족은 없는 것으로 보인다. 그러나 한 발짝만 더 깊이 들어가 보면 6~11세 아이들 77%는 칼슘 섭취가 부족하고, 철이나 비타민 B_1, 비타민 C 등 무기질이나 비타민의 섭취 부족률도 18~47%나 된다. 즉, 평균값만으로는 우리 아이가

제대로 영양소를 섭취하고 있는지 실제 상황을 판단하기어 부족하다는 것이
다. 따라서 평균 섭취량이 일정 수준 이상이더라도 에너지 섭취가 부족한 집
단에서의 영양 불균형은 매우 심각할 수 있다. 특히 칼슘이나 비타민 C 같이
영양소별로 세분화하면 그 심각성이 여실히 드러난다.

유아와 아동기에는 신체의 성장과 발달이 왕성하고 뇌와 같은 주요 장기의
성숙이 대부분 완료된다. 이 시기의 영양 부족이나 불균형에 의한 폐해는 장
기적인 영향을 주고 회복되기 어려운 경우가 많다. 특히 유아기에 두뇌나 신
경의 발달이 적절히 이루어지지 못하면 전 생애에 걸쳐 치명적인 영향을 받
는다.

사실 요즘처럼 먹을거리가 풍부한 시대에는 탄수화물, 단백질, 지방과 같
은 열량 영양소가 부족한 경우는 드물다. 그러나 열량 영양소가 충분해도 비
타민, 무기질 등의 조절 영양소가 부족하면 전반적인 대사와 기능이 떨어지
고 피곤함이나 무기력감을 쉽게 느끼고 활력이 저하된다. 또 특정 영양소가
부족하면 아이에게 초조감, 공격성, 반항성, 우울증 및 위축감 등이 나타날 수
있다. 영양 결핍 수준이 경미한 경우에도 이러한 성향이 나타날 수 있어 아이
들에게 '과잉 행동', '우울증', '비호감' 등의 낙인이 찍힐 수 있다.

최근에는 배가 고픈 아이들이 드물기 때문에 부모나 의료진도 아이들의 이
러한 문제의 원인이 영양 결핍이라는 사실을 간과하기 쉽다. 아래의 표에 있
는 영양 결핍 증상 중 한 가지 증상이라도 있다면 의사나 영양사에게 상담을
받아야 한다.

〈어린이의 영양 결핍 증상들〉

	정상일 때	영양 결핍일 때	부족한 영양소
머리카락	윤기가 나고 잘 뽑히지 않는다.	윤기가 없고, 잘 끊어지고, 건조하며, 잘 빠진다.	에너지와 단백질
눈	눈동자가 밝고, 흰자가 맑고, 빛에 잘 반응한다.	흰자가 흐리고, 반점이 있거나 충혈되어 있다. 빛에 느리게 반응한다.	비타민 A, B군, 아연, 철분
치아, 잇몸	통증이 없고 치아 부식이 없다. 잇몸이 단단하고, 치아가 빛난다.	변색, 충치, 잦은 잇몸 출혈, 잇몸이 붓거나 푸석푸석하다.	무기질, 비타민 C
얼굴	건조하거나 비늘이 없이 깨끗하다.	변색, 비늘이나 얇은 층이 생겨 벗겨진다.	에너지와 단백질, 비타민 A, 철분
목	멍울이 없다.	앞목 쪽이 부어 있다.	에너지와 단백질, 요오드
혀	붉고, 미뢰가 돋아 있고, 표면이 거칠다.	통증, 표면이 매끄러움, 보랏빛이 돌거나 부어 있다.	비타민 B군
피부	매끄럽고, 단단하고, 색이 좋다.	건조, 반점, 사포처럼 거친 느낌이 나거나 피하 지방이 부족하다.	에너지와 단백질, 필수지방산, 비타민 A, B군, C
손톱	분홍빛, 단단하다.	수저처럼 뒤집힌 모양, 쉽게 부서짐, 표면이 오돌토돌함, 흰 반점 등이 생긴다.	철분, 아연
내부 기관	규칙적 심장 박동, 정상 혈압, 위장 기능이 정상이다.	비정상 심장 박동, 혈압 간 종대(확대), 비장 확대, 소화 불량, 손저림, 평형 감각 상실, 정신 혼미, 초조, 피로감이 잦다.	에너지와 단백질, 무기질
근육, 뼈	나이에 맞게 키가 잘 자란다.	외관상 근육 손실, 두개골이나 기타 뼈의 끝부분에 멍울이 만져진다. 갈비뼈에 작은 돌기들이 있다. 다리뼈가 밖으로(O자형) 혹은 안으로(X자형) 휘었다.	에너지와 단백질, 무기질, 비타민 D

영양제, 정말 필요할까?

건강기능식품이란 인체에 유용한 기능성을 가진 원료나 성분을 사용하여 제조·가공한 식품으로 식품의약품안전처에서 그 기능 및 효능을 인정한 식품을 말한다. 과거에는 가공 형태를 법적으로 규정하였으나 요즘은 액체, 분말, 캡슐, 식품 등 어떠한 모양도 가능하다. 그러나 일반적으로 섭취, 운반, 보관 등의 편의성을 위해 약과 유사한 형태로 만들기 때문에 약처럼 받아들이기 쉽다. 그러나 건강기능식품은 약이 아닌 식품이며, 장기간 섭취해도 약과 같은 독성이 나타나지 않는다는 큰 차이점이 있다.

많은 부모가 아이들에게 영양제나 건강기능식품을 먹여야 할지 말아야 할지 고민한다. 사실 아이들에게 가장 좋은 것은 자연식품으로 골고루 꾸며진 식사다. 우리 아이들의 밥상이 자연식품들로 풍부하게 차려져 있다면 영양제나 건강기능식품은 필요하지 않다. 그러나 부모의 노력에도 불구하고 영양 결핍이 의심된다면 적절한 보조제를 사용해 아이의 영양소를 보충하는 것도 한 가지 방법이 될 수 있다. 특히 아이들의 식사량이 적고 편식이 심하거나 나이에 비해 성장이 부진하거나 허약하다면 적절한 건강기능식품이나 영양제가 도움이 될 수 있다. 아이러니한 점은 영양이 부족한 아이들은 영양제를 섭취하지 않고 영양 과잉인 아이들은 영양제를 섭취하는 경우가 많다는 것이다. 무분별하게 건강기능식품이나 영양제를 먹는 것은 특정 영양소 혹은 기능성 물질의 과잉 섭취로 인한 부작용이 있을 수 있는 만큼 전문가와 상담하고 제품 포장에 표기된 정보를 꼼꼼히 살펴 선택하는 것이 중요하다.

미연방 공정 거래 위원회(Federal Trade Commission)에서는 영양제가 감기, 중이염 혹은 천식 등 아이들의 질병을 치료하거나 예방하는 데 효과적이라는 광고를 하면 안 된다고 주장한다. 특히 요즘은 그 효과나 안전성이 검증되지 않은 허브 제품들까지 영양제로 판매되고 있어 각별한 주의가 필요하다. 특히 최근에는 영양·기능 성분보다 아이들이 좋아하는 특정 캐릭터를 이용해 시선을 끄는 경우가 있다. 그러나 어린이용 건강기능식품을 고르는데 제품의 맛이나 캐릭터가 중요한 요소가 될 수는 없다. 유아에게 보조제를 먹이는 이유는 적절한 영양 공급과 영양 균형을 이루기 위한 한 가지 방법이라는 것을 잊지 말아야 할 것이다.

건강기능식품을 고르는 기준과 아이에게 도움이 되는 영양 성분

다양한 건강기능식품이 출시되고 시장 규모가 커지면서 구매 방법도 온라인 몰, 대형 마트, 방문 판매 등으로 다양해지고 있다. 제품과 구매처가 다각화되다 보니 어떤 건강기능식품을 구매해야 할지 모르겠다는 사람들이 많다. 건강기능식품은 판매 전 제품 포장의 표시나 광고에 대해 법적으로 표기할 수 있는 내용이 규정되어 있기 때문에 과장 혹은 과대 표시·광고를 할 수 없다. 따라서 제품 포장이 가장 좋은 정보를 얻을 수 있는 수단이다. 건강기능식품을 선택할 때는 제품에 표기된 정보를 꼼꼼히 확인하고 구입 목적에 맞게 구매하는데, 관련 지식이 있는 전문 판매원의 도움을 받는 것도 좋다.

국내 모든 건강기능식품은 제품의 포장에 '건강기능식품'이라는 문구 또는 인증 마크를 표시하도록 되어 있다. 제품에 포함된 주요 영양소의 기능을 알 수 있도록 제품의 영양·기능 정보와 함께 영양 성분을 통해 얻을 수 있는 잇점도 표기하고 있다. 따라서 건강기능식품을 선택할 때는 인증 마크 표시 여부나 영양·기능 정보를 꼼꼼히 확인한 후 구입하는 것이 바람직하다.

어린이용 건강기능식품은 대부분 영양 보충을 목적으로 하는 비타민, 무기질, 유산균, 칼슘, 오메가3 등이 주류를 이룬다. 최근에는 아이들의 면역력이나 체력 증강을 위하여 홍삼이나 초유 관련 제품도 많이 출시되고 있다.

성인용 건강기능식품이 주로 알약의 형태라면 어린이용은 어린이가 삼키기 쉽도록 젤리 형태나 캡슐 또는 정제라도 씹어 먹을 수 있는 형태로 만든다. 씹어 먹는 제품은 맛을 내기 위해 설탕이나 착향료를 첨가하기도 하는데, 제품의 원료를 꼼꼼히 살피고 되도록 설탕 혹은 단순당이 적게 들어 있고 천연 첨가물을 사용한 것을 고르도록 한다.

어린이용 건강기능식품의 주요 성분은 대부분 영양 보충을 위한 것이므로 일상 식사를 시작하는 24개월 이후 섭취를 권장하지단, 씹어 먹는 형태이므로 목에 걸릴 위험이 있으니 너무 어린 아이에게는 주지 않는 것이 좋다. 특히 젤리나 캡슐은 질겨서 씹기 어려운 경우도 있기 때문에 잘 씹지 못하는 아이라면 더욱 주의가 필요하다.

또한 요즘에는 제품에 여러 가지 허브 성분이나 천연 추출물을 많이 첨가하는데, 몸을 이롭게 하는 성분이라고는 하지만 아이의 체질에 따라 알레르기를 일으킬 수 있는 성분이 될 수도 있다. 따라서 아이에게 건강기능식품을 처음 먹일 때에는 표시를 읽고 확인하는 것 외에도 먼저 소량을 먹여 본 뒤 아이의 반응과 증상을 살피고 관찰하는 것이 중요하다.

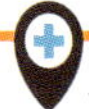 ## 건강기능식품 마크

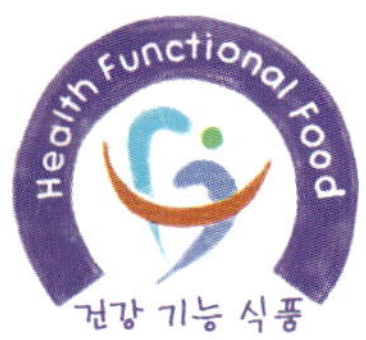

제품의 기능 정보

제품에 함유된 주요 원료의 기능을 표기한다. 원료의 기능 정보 표기는 식품의약품안전처에서 법적으로 규정된 문구로만 표현할 수 있기 때문에 제조 업체에서 특정 영양소에 대해 임의로 기능을 추가하여 쓸 수 없다.

제품의 영양 성분 정보

일반 식품과 달리 건강기능식품의 영양 성분표는 열량, 탄수화물, 단백질 등과 같은 일반 영양소의 함량을 표기하는 부분과 제품의 주요 기능을 나타내는 기능성 영양소를 표기하는 부분으로 나누어져 있다. 단, 기능성 영양소라도 함량이 적은 경우는 영양 · 기능 정보에 표기하지 않는다.

영양 기능 정보

칼슘: 뼈와 치아 형성에 필요, 신경과 근육 기능 유지에 필요, 정상적인 혈액 응고에 필요, 골다공증 발생 위험 감소에 도움을 줌.

폴리감마글루탐산: 체내 칼슘 흡수 촉진에 도움을 줄 수 있음(생리 활성 기능 2등급)

〈영양 기능 정보〉   1회 분량 : 1포(2.3g) / 총90회 분량

1회분량당	함량	% 영양소기준치
열량	10kcal	
탄수화물	2g	1%
단백질	0g	0%
지방	0g	0%
나트륨	0mg	0%
칼슘	210mg	31%
폴리감마글루탐산	20mg	

%영양소 기준치: 1일 영양소 기준치에 대한 비율

한약(보약)

한약은 한의사 혹은 한약을 조제 가능한 자격을 갖춘 약사 혹은 한의사가 환자의 상태를 진찰하여 처방해 주는 약이다. 한의학의 기본 이론을 바탕으로 질병의 예방이나 치료를 위해서 사용되는 천연물 또는 가공된 약제를 혼합하여 제조된 약물로, 영양 보충을 목적으로 누구나 섭취할 수 있도록 만든 건강기능식품과는 차이가 있다.

아이가 몸이 약하거나 밥을 잘 안 먹을 때는 흔히 한약을 떠올리게 되는데 개인의 체질과 건강의 문제점에 맞추어 한약재를 사용하므로 단기간에 효과를 낼 수 있는 장점이 있으나, 이것은 약이므로 한의사의 처방에 따라 복용 기간에 주의하여야 한다.

최근에는 한약재의 안전성 문제가 제기되면서 한약은 신뢰할 만한 곳에서 제조한 것을 복용해야 한다는 인식이 강해졌다. 한약에 사용되는 약재는 원산지가 어디인지, 얼마나 좋은 재료인지 소비자가 하나하나 알 수 없기 때문이기도 하고, 실제로 중국산 한약재에서 납과 카드뮴과 같은 중금속이 다량 검출된 적도 많기 때문이다. 이런 소비자의 불안감을 해스하기 위하여 한약 업계 종사자들이 자발적으로 본인들이 사용하는 한약재의 중금속 검사를 시행하여 홈페이지에 게재하는 등 적극적인 노력을 기울이고 있으니, 한약을 먹이고자 할 때는 이를 참고하여 선택하면 도움이 될 것이다.

홍삼

우리나라 사람이 가장 애용하고 있는 건강기능식품은 홍삼이다. 흔히 홍삼이나 아이에게 좋은 한약제를 파우치에 담아서 파는 제품을 보약 혹은 한약으로 혼용하기도 하는데 이는 사실 건강기능식품이거나 혹은 액상 차로 분류된다.

홍삼은 인삼의 재배지에서 생산된 좋은 품질의 수삼을 껍질을 벗기지 않은 상태로 장시간 증기로 쪄서 건조시킨 담황갈색 또는 담적갈색을 띠는 인삼을 말한다. 밭에서 캔 수삼은 오래 보관하기 힘들지만 쪄서 말린 홍삼은 보관 기간이 길어진다.

한국에서 생산되는 인삼은 품질이 우수할 뿐만 아니라 우리나라에서 홍삼을 건강 식품으로 섭취한 시기도 오래되었기 때문에 전체 건강기능식품 중 가장 많이 애용되고 있다. 인삼의 유효 성분들은 인삼의 종류, 뿌리 부위, 수확 년생, 수확 시기, 제조 방법에 따라 현저한 차이가 있다. 일반적으로 재배 연수가 짧은 뿌리인 저년근은 당 함량이 많고 고년근은 사포닌 함량이 많은 것으로 알려져 있다.

인삼에 들어 있는 사포닌 종류가 약 22종인 반면 홍삼으로 만들면 그 종류가 약 32종으로 증가한다. 즉, 인삼을 쪄서 말리는 동안 기능성 물질이 증가되는 것이다. 홍삼은 식품의약품안전처에서 면역력 증진, 피로 해소, 혈소판 응집 억제를 통한 혈액 흐름과 기억력 개선에 도움을 줄 수 있음을 인정하였다. 어린이용 홍삼은 주로 면역력이나 체력 증진을 목적으로 하며, 건강기능식품도 있지만 유사한 형태의 액상 차나 홍삼 음료 제품도 많다.

홍삼 제품을 고를 때에는 브랜드를 따지기보다 뒷면의 원재료 및 함량을 꼼꼼히 살펴 아이에게 좋은 성분이 더 많이 들어 있는 것으로 선택하는 것이 좋다. 간혹 성인용 홍삼 제품을 아이에게 먹이는 경우가 있는데, 홍삼이 고농도로 들어 있다고 무조건 좋은 것이 아니라 아이들에게 안전한 양으로 알맞게 들어 있는가가 중요하다. 성인용 홍삼 제품은 홍삼 이외의 여러 약재를 어른의 특성에 맞도록 사용한 경우가 많아 성인용 홍삼 제품을 아이에게 먹이는 것은 바람직하지 않다.

칼슘

인체 내 무기질 중 가장 많은 양을 차지하는 칼슘은 성인의 경우 체중의 1.5~2.0%인 900~1,200g 정도 보유하고 있다. 칼슘의 99%는 뼈와 치아를 구성하며 나머지 1%는 혈액, 세포 외액, 근육 등에서 사용된다. 칼슘은 뼈와 치아를 형성하는데, 칼슘이 충분하고 골밀도가 높으면 골다공증 발생 위험이 감소된다. 또한 칼슘은 신경과 근육 기능을 유지하고 정상적인 혈액 응고를 돕는 작용을 한다. 칼슘은 우리나라 사람 대부분이 부족하게 먹고 있는 영양소로 뼈의 성장이 왕성한 성장기 어린이에게는 더욱 중요하다.

2012 국민 건강 통계에 따르면 3~11세 어린이의 평균 칼슘 섭취량이 470mg 정도로 한국인 영양 섭취 기준에서 제시하고 있는 것보다 많이 부족한 상태이다. 더욱이 가공식품 섭취가 늘면서 인을 과하게 섭취하는 경우가 많아 칼슘 흡수에 악영향을 끼치고 있다. 칼슘 섭취량을 높이려면 우유 및 유제품, 뼈째 먹는 생선뿐 아니라 녹색채소를 풍부하게 먹어야 한다. 바로 브로콜리 같은 녹색채소에는 우유에 못지않은 칼슘이 들어있기 때문이다.

만약 식사로 칼슘 섭취가 충분치 못하다면 건강기능식품으로 보충할 수 있다. 건강기능식품으로 이용되는 칼슘의 형태는 구연산 칼슘, 탄산칼슘 등이다. 그러나 형태에 따른 흡수율의 차이를 식품의약품안전처에서 규정하지 않고 있으므로 칼슘 제품을 고를 때는 1회 섭취량당 칼슘이 많이 함유된 것으로 고르면 된다. 또한 칼슘은 흡수율이 높은 편이 아니므로 칼슘 흡수를 도와주는 비타민 D나 감마-PGA 같은 것이 함께 들어 있으면 더 좋다.

일부 제품은 아이들의 기호만을 중시해 설탕이 많이 들어있고 칼슘의 함량은 턱없이 적은 경우도 있으니 영양 · 기능 정보를 꼭 확인한다.

유산균

사람의 장에는 100종류 이상, 약 100조 마리 이상의 균이 살고 있다. 이 균들은 우리가 섭취한 음식물을 먹고 함께 살아가는데, 장내에 유익균이 많고 유해균이 적은 상태를 유지해야 설사와 면역 능력 저하를 막고 장 건강을 지킬 수 있다. 유산균 · 비피더스균 등을 함유한 음료나 건강기능식품은 장에 유익한 균을 공급해준다.

러시아의 과학자 일리아 매치니코프(Elie Mechinikoff)가 불가리아 사람들

> **어린이 전용 건강기능식품 영양 성분표**
>
> 하단의 영양 성분표를 살펴 보자. 홍삼이 많이 들어 있을 것 같지만 원료명 및 함량을 보면 6년근 홍삼이 전체의 5%인 것을 알 수 있다. 홍삼 특유의 쓴맛 때문에 어린이용 홍삼은 홍삼의 양이 적고, 또한 맛 보정을 위해 각종 당류를 넣은 경우가 많아서 잘 살펴야 한다. 최근에는 설탕 대신 아가베 시럽, 메이플 시럽, 올리고당 등을 사용한다고 강조하기도 하는데 천연 성분이라도 단순당을 많이 먹는 것은 좋은 것이 아니므로 주의해야 한다.
>
> 원료명 및 함량 : 홍삼농축액(6년근, 고형분 60%, 진세노사이드 Rg1+Rb1 4.5mg, 국산) 5%(원료삼배합비율 : 홍삼근 75%, 홍미삼 25%), 정제수, 필리타노스, 시클로덱스트린시럽, 아가베 시럽, 배농축액(국산), 녹용추출액(뉴질랜드산), 보리당근농축액, 패각발효유기간칼슘(우유), 참당귀농축액(국산), 시클로덱스트린, 비타민C, 천연요구르트향, 클로렐라 추출물 분말, 구연산생나트륨, 비타민(B2인산에스테르나트륨, 비타민 B1염산염)

이 장수를 누리는 이유로 락토바실러스(Lactobacillus, 유산균속, 젖산균)가 발효된 발효유의 섭취 때문이라는 것을 밝혀 노벨상을 받은 이래 유산균을 포함한 음료나 건강기능식품의 기능성이 지속적으로 연구되고 있다.

프로바이오틱스란 체내에 들어가서 건강에 좋은 효과를 주는 살아 있는 균을 말하는데, 유산균을 비롯한 세균들이 프로바이오틱스로 인정받기 위해서는 위산과 담즙산에서 살아남아 장에서 증식하고 정착하여야 하며 장관 내에서 유용한 효과와 함께 독성이 없는 비병원성이어야 한다. 전통적으로 프로바이오틱스 제품들은 락토바실러스 등의 유산균을 이용해 만들어진 발효유 제품으로 최근에는 락토바실러스 이외에 비피더스균(Bifidobacterium), 장내구균(Enterococcus)의 일부 균주 등을 포함한 발효유뿐 아니라 과립, 분말 등의 형태로 판매되고 있다.

어린이 식생활에서 편식은 가장 흔한 문제이다. 편식의 종류는 다양하지만 그 중에서 가장 일반적인 것은 채소에 대한 거부다. 채소 섭취량이 적으면 배변이 어려워지고, 변비 증상을 완화시키기 위해 요구르트를 많이 먹이기도 하는데 시판되는 요구르트에는 생각보다 당(설탕)의 함량이 많다. 그래서 오히려 유산균은 건강기능식품으로 섭취하는 것도 권할만하다. 유산균 제제는 장내 유산균 증식과 유해균 억제, 원활한 배변 활동에 도움을 줄 수 있음을 식품의약품안전처로부터 인정받았다.

최근의 연구에서는 유산균을 꾸준히 먹으면 면역력이 좋아진다고 보고하고 있으나 아직 면역력 관련한 기능성은 식품의약품안전처 인정을 받지는 못했다. 면역력은 한 가지 식품이나 성분만으로 높아지는 것이 아니라 전반적으로 올바른 식생활과 건강한 신체와 정신이 있을 때 강화되는 것이므로 유산균만으로 면역력이 좋아진다고 하기는 어렵기 때문이다. 그렇지만 유산균을 꾸준히 섭취하고 장내 환경이 개선되면 총체적인 영양 상태와 면역력 증강에 도움이 될 수 있다.

과거에는 유산균 제품을 고를 때 살아 있는 균인지, 죽은 균인지를 중요하게 보았지만 생균이라고 하여도 소화 기관을 지나면서 많이 죽기 때문에 요즘은 특수 코팅 등을 이용하여 대장까지 도달하는 유산균 제품이 각광받고 있다. 또한 사균이라도 생리적 작용이 있으므로 생균수뿐 아니라 장 도달률, 1회 섭취량당 균수 등을 종합적으로 보고 선택해야 한다.

오메가3

두뇌 발달은 물론 심혈관 질환 및 암 등 각종 질병 예방에 좋은 오메가3 지방산은 지방산의 구조에서 ω쪽으로부터 3번째의 메틸기에 처음으로 이중 결합을 가지고 있는 불포화지방산을 의미한다. 오메가3 지방산은 에스키모인들이 동물성 위주의 식사를 하는 데도 심혈관 질환이나 암 발생이 적은 것에 의문을 품고 연구한 과학자들이 찾아낸 것이다. 과학자들은 에스키모인이 동물성 식사를 하긴 하지만, 대부분 생선을 많이 섭취하고 있다는 것을 알아내고 생선에 많이 들어 있는 오메가3 지방산의 역할에 주목하게 되었다.

대표적인 오메가3 지방산은 DHA와 EPA로 우리 몸에서 오메가3 필수 지방산인 리놀렌산으로부터 합성된다. 건강을 위해서는 오메가6 지방산과 오메가3 지방산의 비율을 적절히 유지하는 것이 필요하지만, 아쉽게도 근간에는 오메가6 지방산을 월등히 많이 먹고 있어 오메가3 지방산을 좀 더 보충하는 것이 좋다. 특히 어린이들은 DHA와 EPA 오메가3 지방산의 체내 합성이 원활하지 않아 식품 등을 통해 충분히 섭취하는 것이 좋다.

오메가3 지방산은 고등어, 꽁치, 참치 등 등푸른 생선의 기름이나 견과류에 다량 함유되어 있고, 리놀렌산은 다른 식물성 기름보다 들기름과 콩기름에 함유량이 높은 편이다. 생선 기름은 종류에 따라 함량 차이가 크지만 일반적으로 등푸른 생선에 오메가3 지방산이 많아 건강기능식품으로 판매되는 제품들도 대부분 이들 어유를 원료로 한다. 오메가3 지방산은 식품의약품안전처로부터 혈중 중성 지질 개선, 혈행 개선에 도움을 줄 수 있음을 인정받았다. 과거에는 두뇌 건강에 도움이 된다고 표기가 가능하였지만, 최근 건강기능식품법이 바뀌면서 두뇌 건강에 대한 기능성 부분은 빠지게 되었다.

그러나 아직까지도 많은 부모가 아이들의 두뇌 건강을 위해서 먹이고 있다. 물론 오메가3 지방산은 아이들의 두뇌 성장에 빼놓을 수 없는 중요한 영양소다. 특히 생후부터 6~7세에 이르기까지 뇌의 성장이 지속되는 동안 오메가3 지방산 섭취가 부족하면 두뇌 발달에 좋지 않은 영향을 미칠 수 있어 부족하지 않도록 섭취하는 것이 좋다.

그러나 간혹 오메가3 지방산을 먹으면 똑똑해진다고 오해하여 더 많이 먹이기 위한 욕심으로 성인용 제품 캡슐을 터뜨려 먹이기도 하는데 이는 잘못된 생각이다. 어린이용 오메가3 지방산은 대부분 캡슐 형태이므로 아이들이 캡슐을 씹어 먹을 수 있을 때 먹이면 된다. 외국에는 캐러멜 형태나 정제 형태의 오메가3 지방산도 있다. 오메가3 지방산은 산패될 가능성이 크기 때문에 어둡고 시원한 곳에 보관하고 구매 후 가능한 빨리 소비하는 것이 좋다.

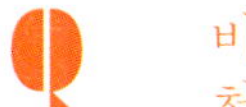

비타민 보충제 포장에 '오가닉(Organic)'이란 단어가 있는데 천연 제품이란 의미인가요?

비타민은 모두 다 오가닉, 즉 '유기물'입니다. 유기물이란 단순히 탄소가 함유되어 있다는 뜻일 뿐입니다. 반대로 미네랄에는 탄소가 들어 있지 않습니다. 그래서 미네랄을 우리말로 '무기질'이라고 부르는 것입니다. 오가닉 제품이라고 해서 천연 성분으로 만든 비타민이라는 뜻은 아닙니다.

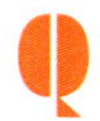

제조 일자와 유통 기한은 반드시 표시하나요?

제조 일자를 꼭 표시해야 하는 제품 외에는 제조 일자 대신 유통 기한을 표시합니다. 제조·가공·소분·수입한 식품 등은 유통 기한 표시 대상입니다. 맥주, 탁주, 약주를 제외한 주류, 설탕, 식염, 빙과류 등은 유통 기한 표시 대상 제외 제품이지만, 제조 일자를 표시해야 하는 제품입니다. 하지만 즉석 섭취 식품 중 도시락, 김밥, 햄버거, 샌드위치처럼 상할 위험이 높은 식품은 제조 일자, 유통 기한을 모두 표시하도록 정하고 있습니다. 식용 얼음, 과자류 중 껌류, 식염은 유통 기한 표시 대상 제외 제품으로 품질 유지 기한으로 표시합니다.

체력이 약한 아이에게 보약이 도움이 되나요?

체력을 키우기 위해서는 올바른 영양 섭취로 아이의 신체가 건강하게 자랄 수 있도록 하고, 신나게 뛰어 놀면서 운동량을 늘리는 것이 좋습니다. 또한 과도한 스트레스를 받지 않아야 합니다. 즉 식생활, 운동, 마음가짐이 모두 건강한 상태여야 체력이 강해질 수 있습니다. 보약을 먹으면 식욕이 생겨 밥을 잘 먹게 되고 체력이 강해진다고 생각하는 부모들이 있지만, 식사는 얼마나 먹는지가 아니라 어떻게 먹는지가 더욱 중요합니다. 단순히 섭취량만 늘리면 오히려 비만을 일으킬 수 있으니 주의해야 합니다.

Q 아이에게 홍삼과 유산균을 따로 먹이고 있습니다. 괜찮을까요?

아이가 골고루 음식을 먹는다면 따로 건강기능식품은 필요하지 않습니다. 만약 건강기능식품을 먹는다면 개수보다는 유사한 기능을 하는 영양소를 필요 이상으로 많이 먹고 있는 것은 아닌지 살피는 것이 중요합니다. 뭐든지 과한 것은 좋지 않으니까요.

홍삼은 면역력 증진, 피로 개선 등의 효과를 인정받은 건강기능식품이고, 유산균은 유산균 증식 및 유해균 억제, 배변 활동에 도움을 준다고 인정받은 건강기능식품으로 각각 기능성이 다른 성분으로 구성되어 있습니다. 따라서 두 가지를 다 먹이는 것은 상관없지만, 홍삼과 다른 건강기능식품을 먹을 때는 한 번에 여러 가지를 먹기보다는 시간 간격을 두고 먹는 것이 좋습니다.

Q 아이에게 계란 알레르기가 있어서 계란을 먹지 못합니다.
특별히 보충할 영양소가 있나요?

계란에는 단백질, 비타민 A, B₁, B₂, 니아신, 철분 등 많은 영양소가 들어 있습니다. 계란을 먹지 못할 경우에는 이들 영양소를 보충하기 위해 기름이 적은 살코기나 생선, 콩류, 두유 등 단백질 식품을 활용하고 통곡류, 채소와 과일을 골고루 먹이는 것이 좋습니다. 다른 음식을 골고루 먹는다면 특정한 한 가지 정도 먹지 못한다고 해서 영양소에 대해 크게 걱정할 필요는 없습니다. 계란뿐 아니라 우유, 복숭아 등 특정 음식에 알레르기를 일으키는 아이들도 마찬가지입니다.

Q 우리 아이는 감기에 걸리면 거의 아무것도 먹지 못합니다.
감기 걸렸을 때야말로 비타민이 제일 필요할 때 아닌가요?

맞습니다. 외부의 이물질에 대응해 전투 중인 몸이라면 비타민이 더 필요하겠지요. 하지만 아이가 감기 때문에 먹는 것을 힘들어한다면 비타민제보다는 비타민 C가 풍부한 과일 주스를 먹여 보세요. 이때 가공 주스보다는 집에서 생과일을 갈아서 만든 주스가 더 좋습니다. 가공 주스에는 비타민, 효소, 섬유소가 부족하고 고과당 옥수수 시럽과 식품 첨가물이 들어 있습니다.

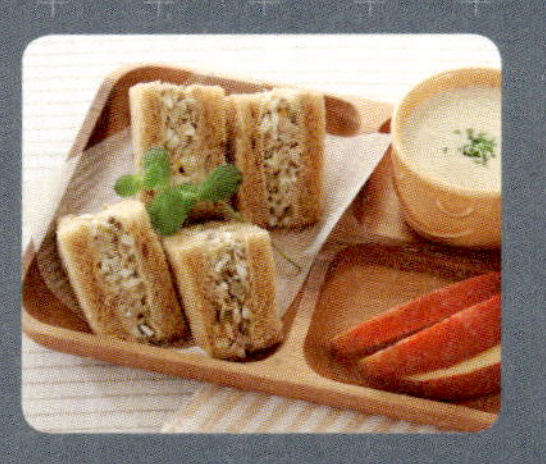
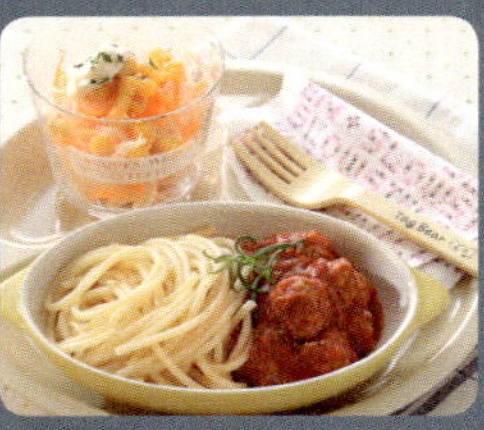
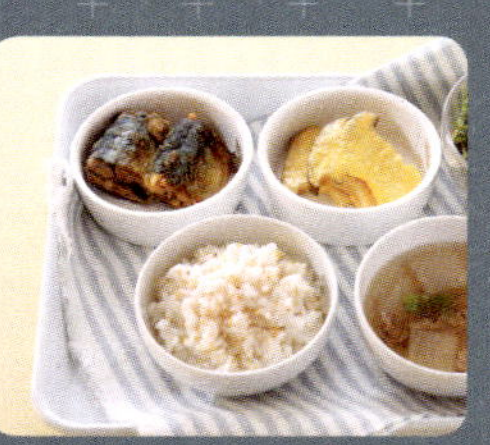

부록

우리 아이를 위한 초록 레시피

자연식 위주의 건강한 집밥으로 우리 아이에게 건강을 선물하자.
심장에 좋은 통곡류, 두뇌 발달을 촉진하는 콩, 똑똑한 아이 를 만드는 견과류와 씨앗류,
섬유질이 많은 채소와 과일 등
아이가 먹는 음식 하나하나가 아이의 미래를 결정한다.

심장을 튼튼하게 하는
통곡류

통곡류, 정제되지 않은 다이아몬드

통곡류(Whole Grain)는 사람이 먹을 수 없는 부분만 제거한 곡물을 뜻한다. 현미, 통밀, 보리, 메밀, 귀리, 호밀, 콩, 조, 수수, 율무, 기장 등이 모두 통곡류에 속한다. 통곡류가 몸에 좋다는 사실은 건강에 관심 있는 사람들은 다 안다. 문제는 통곡류는 정제된 곡물에 비해 식감이 떨어지고, 소화가 잘 안 되며, 많이 먹으면 가스(방귀)가 잦다는 것이다. 하지만 이런 단점은 통곡류의 장점에 비하면 사소한 문제에 불과하다. 1999년 미국 식품 의약청(FDA)은 통곡류가 절반(51%) 이상 함유된 제품에 '암과 심장병 위험을 줄일 수 있음.'이라는 문구의 사용을 허용했다. 또한 '매끼 30g의 통곡류를 섭취하거나 곡류의 절반을 통곡류로 섭취하면 심장병, 당뇨병의 예방에 도움이 된다.'고 적극적으로 홍보하고 있다. 이처럼 미국 식약청에서 통곡류를 예찬하는 데는 다 이유가 있다.

보통은 통곡류를 단순히 탄수화물이라고 생각하지만, 통곡류에는 정제된 곡물에 비해 각종 비타민, 무기질, 아미노산이 풍부하다. 비타민 중에서도 '항산화 비타민'으로 통하는 비타민 E와 탄수화물을 에너지로 바꾸는 데 필수적인 비타민 B군이 풍부하고, 무기질 중에서는 마그네슘과 크롬 함량이 높아 혈당 조절에 도움이 된다. 또한 셀레늄 함량이 높아 항암 작용과 어린이의 성장 발달에 도움이 된다. 이러한 영양 성분들은 주로 곡식의 배아에 들어 있는데, 안타깝게도 곡물의 정제 과정에서 배아가 떨어져 나간다. 하지만 모두가 알다시피 통곡류에는 배아가 고스란히 남아 있어 영양을 모두 챙길 수 있다. 또한 식이 섬유소가 풍부해 변비나 대장암, 심혈관 질환 예방 효과가 뛰어나다. 통곡류는 높은 식이 섬유소 함량 때문에 오래 씹어야 하지만, 이 때문에 아이들의 두뇌 발달에 도움이 된다. 음식을 많이 씹으면 뇌를 자극하고 혈액 순환을 돕기 때문이다. 그리고 소량만 섭취해도 포만감을 느끼기 때문에 과식과 비만 예방에도 좋다.

통곡류는 정제되지 않은 다이아몬드다. 사소한 단점 때문에 통곡류를 멀리 한다면 다이아몬드 원석을 버리는 것과 같다. 만약 아직도 흰 쌀밥을 식탁에 올리고 있다면 오늘부터라도 아이와 가족의 건강을 생각해 흰쌀 대신 현미 등 통곡류로 바꾸자. 이렇게 통곡류를 먹는 아이는 방귀 소리도 건강하고 우렁찰 것이다.

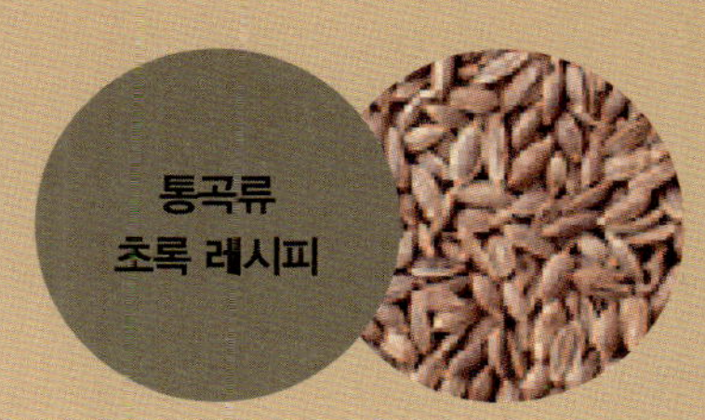

※주: 1큰술=1Tbsp=15ml, 1작은술=1tsp=5ml

🌿 통밀 가루 오트밀 머핀

· 12개 분량

 **재료** 중력분 1컵, 통밀 가루 1컵, 다진 오트밀 1컵, 올리고당 3/4컵, 베이킹파우더 1큰술, 계핏가루 1작은술, 베이킹 소다 1/2작은술, 소금 1/2작은술, 저지방 우유 1과 1/2컵, 카놀라유 1/4컵, 계란 1개

1. 밀가루, 베이킹파우더, 베이킹 소다, 계핏가루를 체에 내린 후 다진 오트밀을 섞는다.

2. 다른 그릇에 우유, 카놀라유, 계란, 올리고당, 소금을 분량대로 넣고 섞는다.

3. 2에 1을 넣어 가볍게 섞는다.

4. 머핀 컵에 3을 80% 정도 채운 후 190℃로 예열한 오븐에 20분간 굽는다.

🌿 통밀 가루 사과 치즈 머핀

· 12개 분량

 **재료** 밀가루 1과 1/4컵, 통밀 가루 1컵, 베이킹 소다 1작은술, 계핏가루 1/2작은술, 육두구 1/2작은술, 계란 1개, 황설탕 1컵, 무가당 요구르트 1/2컵, 카놀라유 1/3컵, 다진 사과 2컵, 다진 체다 치즈 1/2컵

1. 밀가루, 베이킹 소다, 계핏가루, 육두구를 체에 내린 후 통밀 가루를 섞는다.

2. 다른 그릇에 계란, 황설탕, 요구르트, 카놀라유, 다진 사과, 다진 체다 치즈를 섞는다.

3. 1에 2를 가볍게 섞는다.

4. 머핀 컵에 3을 80% 정도 채운 후 190℃로 예열한 오븐에 20분간 굽는다.

 오트밀 시리얼 쿠키

· **45개 분량**

재료 오트밀 1컵, 밀가루 1컵, 베이킹파우더 1/2작은술, 베이킹 소다 1/2작은술, 계핏가루 1/2작은술, 소금 1/4 작은술, 카놀라유 2/3컵, 황설탕 2/3컵, 계란 1개, 바닐라 액 1작은술, 건포도 1컵, 통곡류 시리얼 2컵

1. 밀가루, 베이킹파우더, 베이킹소다, 계핏가루를 체에 내린 후 오트밀과 섞는다.
2. 큰 그릇에 카놀라유, 황설탕, 계란, 바닐라액, 소금을 넣은 후 1과 건포도, 시리얼을 섞는다.
3. 유산지를 깐 오븐 팬에 5cm 간격을 두고 2를 1큰술씩 올린다.
4. 180℃로 예열한 오븐에 12분간 구운 후 식힘 망에 올려 식힌다.

 잡곡 볶음밥

· **4인 분량**

재료 잡곡밥(쌀, 찹쌀, 현미, 보리, 수수, 차조, 율무, 검정 쌀 등으로 지은 밥) 4공기, 식용유 1큰술, 다진 마늘 1 작은술, 다진 돼지고기 200g, 양파 1개, 파프리카 1 개, 당근 1/4개, 굴 소스 1큰술, 토마토케첩 1큰술, 오 레가노 1큰술

1. 밥을 제외한 모든 재료는 잘게 썬다.
2. 달군 팬에 기름을 두르고 마늘을 볶다가 돼지고기를 넣어 볶는다.
3. 2에 밥을 볶다가 나머지 재료를 넣어 볶는다.
4. 3에 분량의 굴 소스와 토마토케첩을 넣는다.
5. 불을 끄고 오레가노를 넣은 후 그릇에 담아 마무리한다.

잡곡 고기 쌈밥

· 4인 분량

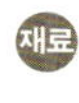 **재료** 잡곡밥(쌀, 찹쌀, 현미, 보로 , 수수, 차조, 율무, 검정 쌀 등으로 지은 밥) 4공기, 참기름 1/2큰술, 돼지고기(불고기용) 200g, 당근 1/4개, 깻잎 5장, 흰깨 1/2큰술, 검정깨 1/2큰술, 물 1/2컵

 **소스** 진간장 1/2컵, 맛술 1/2컵, 물 1/2컵, 다시마 2쪽, 청양고추 1개, 양파 1/2개, 대파 1뿌리, 마늘 4개, 올리고당 2큰술, 물엿 2큰술

1. 소스 재료를 냄비에 넣어 점성이 생길 때까지 졸인다.
2. 당근은 다지고 깻잎은 채 썬다.
3. 달군 팬에 참기름을 두르고 당근을 볶다가 잡곡밥을 넣어 같이 볶는다.
4. 3에 흰깨와 검정깨를 넣은 후 먹기 좋은 크기로 뭉쳐 놓는다.
5. 돼지고기 1장에 4의 밥을 올려 잘 싸서 모양이 흐트러지지 않도록 실로 감는다.
6. 달군 팬에 기름을 두르고 5를 앞뒤로 굽는다.
7. 6에 소스와 물 섞은 것을 넣어 중불에서 조린다.
8. 고기 쌈밥의 실을 풀고 채썬 깻잎을 얹어 마무리한다.

잡곡 주먹밥

· 3인 분량

 **재료** 잡곡밥(쌀, 찹쌀, 현미, 보리, 수수, 차조, 율무, 검정 쌀 등으로 지은 밥) 3공기, 다진 마늘 1작은술, 다진 돼지고기 150g, 당근 1/5개, 양파 1/3개, 호박1/3개, 토마토케첩 3큰술, 참기름 2작은술, 빵가루 2큰술, 참깨 약간, 슬라이스 치즈 2장, 식용유 적당량

1. 당근, 양파, 호박은 잘게 다지고, 슬라이스 치즈는 6등분한다.
2. 달군 팬에 식용유를 두르고 마늘을 볶다가 돼지고기와 1의 채소를 볶는다.
3. 2에 밥과 토마토케첩을 넣어 볶다가 불을 끈 후 빵가루와 참기름, 참깨를 섞는다.
4. 3이 어느 정도 식으면 일회용 장갑을 끼고 주먹밥을 만든다. 주먹밥 속에는 준비해 둔 1의 치즈를 넣어 뭉친다.
5. 200℃로 예열한 오븐에 5분간 구워 속에 든 치즈가 녹도록 한다.

고기보다는
콩

두뇌 발달을 촉진하는 콩

콩에는 두뇌 발달을 촉진시키는 '오메가3 불포화 지방산'이 많이 들어 있다. 그래서 콩은 어린이의 두뇌 발달과 노인의 치매 예방에도 도움이 된다. 콩 껍질에는 식이 섬유소도 풍부하게 들어 있는데, 앞에서도 설명했듯 식이 섬유소는 변비와 대장암 예방에 좋다. 특히 검정콩의 껍질에는 '안토시아닌'과 '사포닌'이 들어 있어 암과 심혈관 질환을 예방하는 데 큰 도움이 된다. 또한 검정콩에는 대표적인 항산화 영양소인 '비타민 E(토코페롤)'가 많이 들어 있어 노화를 방지하고 피부 미용에 좋다.

여성이 갱년기가 되면 여성 호르몬인 에스트로겐 분비량이 감소하면서 폐경기 증후군이 나타난다. 물론 요즘 호르몬 대체 요법(폐경기 증후군 환자에게 에스트로겐을 보충해 주는 치료법)을 사용하기도 하지만 이 치료법이 유방암 위험을 높인다는 설이 있어 여전히 논쟁이 되고 있다. 그러나 콩에 들어 있는 식물성 에스트로겐인 '이소플라본'은 부작용 없이 여성의 폐경기 증상을 완화시킨다. 한마디로 콩을 섭취하는 것이 폐경기 증후군의 자연 요법인 것이다. 또 하나 폐경기가 되면서 두드러지는 심각한 문제가 골다공증인데, 이는 에스트로겐 분비량이 감소하면서 골밀도가 급속히 줄고, 뼈에 구멍이 나는 병으로 골절 및 장애의 원인이다. 그런데 콩에 들어 있는 이소플라본 성분이 골다공증도 예방 · 완화시켜 주는 것으로 밝혀졌다.

콩은 동물성 단백질 식품보다 지방, 포화 지방산 함량이 적고, 콜레스테롤도 들어 있지 않아 더욱 좋다. 단백질 식품의 1회 분량(각각 단백질 8g 정도 함유)은 육류 1접시(60g), 닭고기 1조각(60g), 생선 1토막(60g), 계란 1개(60g), 콩 20g, 두부 2조각(80g)이다. 2~6세 어린이는 하루에 1회 분량을 섭취하면 된다. 하지만 1회 분량은 성인을 기준이므로 어린이들이 1회에 섭취하기에는 양이 다소 많을 수 있다. 그러므로 콩 20g이나 두부 80g을 두세 끼로 적절히 나누어 섭취하면 된다.

자라는 아이들의 성장을 위해서는 무조건 고기를 많이 먹어야 한다는 잘못된 맹신을 버리고 아이들이 콩과 좀 더 친해질 수 있도록 센스를 발휘해야 한다.

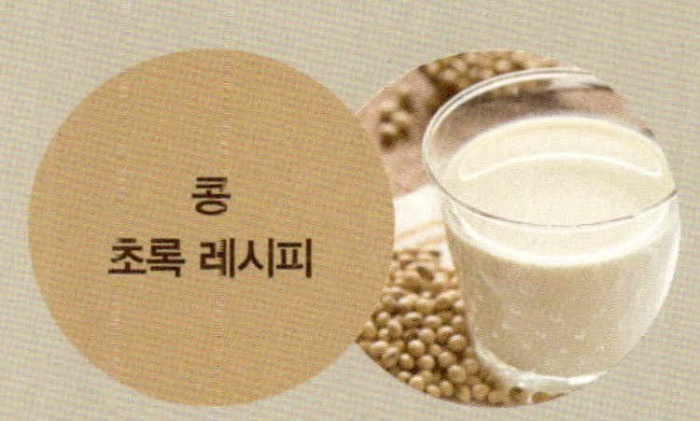

※주: 1큰술=1Tbsp=15ml, 1작은술=1tsp=5ml

🌿 두부 참깨 전

·**4인 분량**

 **재료** 빵가루 1/4컵, 참깨 3큰술, 계란 2개, 저지방 우유 1/4 컵, 소금·후춧가루 약간, 식용유 1큰술, 부침용 두부 350g

1. 두부는 0.7cm 두께로 썬다.
2. 오목한 접시에 빵가루와 참깨를 넣고 섞는다.
3. 작은 그릇에 계란, 우유, 소금, 후춧가루를 넣고 거품 나듯 가볍게 섞는다.
4. 3에 1의 두부를 담갔다가 2를 골고루 묻힌 후 가볍게 턴다.
5. 달군 프라이팬에 식용유를 두르고 4를 적당량 덜어 부친다.

🌿 두부 데리야키

·**4인 분량**

 **재료** 두부(부침용) 350g, 식용유 1큰술, 다진 마늘 1개, 다 진 생강 1작은술 데리야키 소스 1/3컵, 황설탕 2작은 술, 올리고당 2작은술, 참기름 2작은술, 다진 파 1작 은술

1. 두부는 1cm 정육면체로 썬다.
2. 달군 프라이팬에 식용유를 두르고 1의 두부를 부친다. 두부의 모든 면을 바삭한 느 낌이 들도록 골고루 부친 후 접시에 올린다.
3. 프라이팬에 마늘, 생강을 넣고 15초간 볶는다.
4. 3에 데리야키 소스, 황설탕, 올리고당, 참기름, 파를 넣고 저어 가며 끓인다.
5. 4에 2의 두부를 넣고 소스가 골고루 묻도록 가볍게 섞은 후 그릇에 담는다.

연두부 검은깨 샐러드

·2인 분량

재료 검은깨 1큰술, 연두부 1모, 실파 2개, 무순 약간

드레싱 간장 1큰술, 식초 1큰술, 육수(쇠고기, 멸치, 다시마 등 취향에 따라 선택) 1큰술, 소금·후춧가루 약간

1. 검은깨는 마른 팬에 볶은 후 분쇄기로 간다.
2. 분량의 재료를 모두 섞어 드레싱을 만든다.
3. 모든 재료를 가볍게 섞은 후 2의 드레싱을 얹어 마무리한다.

두부 볶음밥

·2인 분량

재료 밥 2공기, 계란 1개, 두부(부침용) 125g, 양파 1/3개, 다져서 익힌 당근 1/2컵, 익힌 완두콩 1/2컵, 식용유 2큰술, 소금·후춧가루 약간

1. 달군 프라이팬에 식용유를 두르고 밥을 볶아 접시에 담는다.
2. 1의 프라이팬에 식용유를 더 두르고 계란 푼 물을 넣어 스크램블 에그를 만든다. 완성되면 1의 접시 한쪽에 담는다.
3. 2의 프라이팬에 식용유를 더 두르고 납작하게 썬 두부를 구워 1의 접시 한쪽에 담는다.
4. 3의 프라이팬에 식용유를 두르고 다진 양파를 볶은 후 1, 2, 3을 넣는다. 익힌 당근, 완두콩, 소금, 후춧가루를 모두 넣어 함께 마무리한다.

🌿 멕시칸 강낭콩 수프

·6인 분량

재료 물 1과 1/2컵, 강낭콩 1/2컵 식용유 2큰술, 다진 양파 1/2컵, 다진 마늘 2쪽, 칠리 가루 2작은술, 큐민 가루 1/2작은술, 오레가노 가루 1/2작은술, 후춧가루 약간, 육수(쇠고기) 3컵, 당근 1개 냉동 옥수수알 1컵

1. 당근은 슬라이스한다.

2. 냄비에 물과 강낭콩을 넣고 끓인다. 물이 끓기 시작하면 불을 줄여 5분간 더 끓인다. 불을 끄고 1시간 후 물을 따라 낸 후 강낭콩은 다른 그릇에 담는다.

3. 달군 프라이팬에 식용유를 두르고 양파와 마늘을 넣어 5분간 볶은 후, 칠리, 큐민, 오레가노, 후춧가루를 넣고 육수와 2의 강낭콩을 넣그 뚜껑을 덮어 끓인다. 약한 불에서 저어 가며 1시간 반 정도 끓이면 강낭콩이 부드럽게 익는다.

4. 3에 1의 당근과 옥수수를 넣고 10분간 더 끓여 마무리한다.

🌿 검은콩 전

·4인 분량

재료 검은콩 1/2컵, 물 1컵, 겨란 1개, 밀가루 2큰술, 부침 가루 3큰술, 소금 약간, 스용유 적당량

1. 검은콩을 물에 6시간 정도 불렸다가 분량의 물과 함께 믹서에 간다.

2. 1에 나머지 재료를 섞는다.

3. 프라이팬에 기름을 두르고 2를 아이가 먹기 좋은 크기로 부친다.

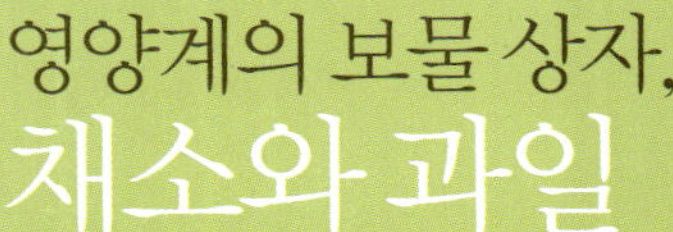

영양계의 보물 상자,
채소와 과일

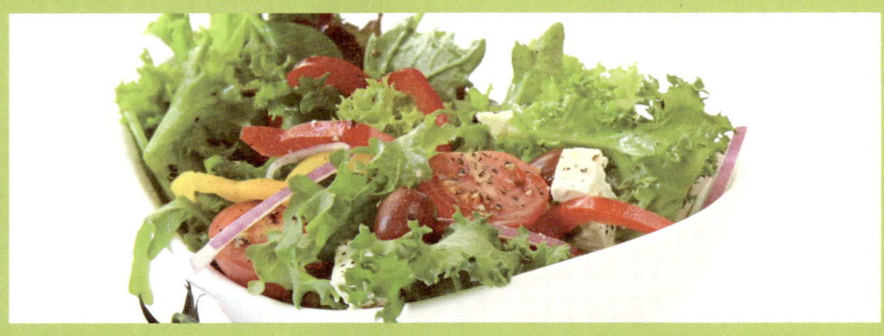

자연이 가장 좋은 공급처

채소와 과일은 영양계의 보물 상자다. 천연 비타민, 무기질, 살아 있는 효소, 피토케미컬, 섬유소 등 각종 영양소가 듬뿍 들어 있기 때문이다. 아이가 과일을 별로 먹지 않는다면, 말린 과일을 준비해 보자. 말린 과일은 사탕처럼 달아서 아이들이 좋아한다. 말린 살구 반쪽에는 비타민 A가 3,000IU나 들어 있는데 이 양은 원래 살구 10개에 들어 있는 비타민 A의 양과 같다. 또한 건포도 한 줌(30g)에는 칼륨이 250mg 이나 들어 있다.

보통 사람들은 보물 상자 안에 있는 보물에만 관심이 있다. 그러나 채소와 과일은 상자도 보석이다. 불과 얼마 전까지만 해도 식물성 식품의 영양적 가치를 얘기할 때는 비타민이나 무기질, 섬유소 등을 논하는 것이 고작이었다. 껍질 안에 들어 있는 색소에는 아무도 관심이 없었다. 그러나 식물성 식품의 색소가 건강에 매우 유익하다는 사실이 밝혀지면서 색소에 대한 관심이 집중되기 시작했다. 빨강, 초록, 노랑, 주황, 검정, 보라, 그리고 흰색 등 색색의 채소와 과일은 단지 우리의 눈만 즐겁게 하는 것이 아니라 건강에 유익하다. 식물의 색소는 '피토케미컬(Phytochemical)'이라 불리는 식물 화학 물질로서 우리 몸의 면역력을 높여 주는 등 다양한 생리 활성을 가지고 있다.

▶ 색색의 피토케미컬, 어떤 식품에 들어 있을까?

색	함유 식품	피토케미컬 종류	기능
빨강	사과, 토마토, 석류, 복분자, 앵두, 수박, 대추, 고추, 팥 등	플라보노이드, 라이코펜, 파라쿠마릭산, 클로로겐산, 식물성 에스트로겐, 탄닌, 폴리페놀, 캡사이신, 사포닌	항산화 작용, 항암 작용, 항염증 작용, 주름 개선, 이뇨 작용, 해독 작용
노랑	당근, 늙은 호박, 밤, 고구마, 생강, 노란 파프리카, 도라지 등	베타캐로틴, 카로티노이드, 폴리페놀, 진저롤, 쇼가올, 사포닌, 플라티코딘, 이눌린	해독 작용, 항산화 작용, 항균 작용, 주름 개선, 진통 억제 작용
초록	브로콜리, 시금치, 두릅, 녹차, 매실, 알로에 등	플라보노이드, 카테킨, 설프라페인, 인돌-3-카비놀, 사포닌	항암 작용, 항균 작용
하양	배, 양파, 오이, 마늘, 도라지, 현미 등	솔비톨, 폴리페놀, 이소플라본, 쿠크르비타신, 카로틴, 알리인, 스코르진, 알리신, 옥타코사놀	항암 작용, 항산화 작용, 항염증 작용, 항균 작용
보라, 검정	표고버섯, 포도, 가지, 검정콩, 검정깨 등	안토시아닌, 레스베라트롤, 플라보노이드, 탄닌, 스코폴라민, 이소플라본, 제니스틴, 사포닌	항바이러스 작용, 항산화 작용, 심혈관 질환 예방, 진통 작용, 폐경기 증상 완화, 항암 작용

일반적으로 아이들은 채소를 좋아하지 않는다. 특히 익힌 채소는 물컹한 느낌 때문에 더 싫어한다. 하지만 다행히 아이들은 생채소의 아삭아삭한 느낌을 좋아하니 오이나 당근, 셀러리, 콜리플라워, 파프리카 등을 스틱으로 썰어서 예쁜 이쑤시개나 포크에 꽂아 땅콩버터나 크림치즈를 발라 '채소 파티'를 열어 보자. 파티 분위기를 만들어 준다면 아이도 채소에 흥미를 보일 것이다. 이렇듯 아이들이 채소에 흥미를 느낄 수 있도록 엄마는 지속적으로 연구해야 한다.

긴 꼬치에 과일 조각을 끼워 만든 과일 꼬치 '하와이언 케밥(Hawaiian Kabobs)'이나 생일 때 생크림 케이크가 아닌 '수박 케이크'를 만들어 보는 것도 좋은 방법이다. 꼬치의 끝을 예쁜 리본으로 장식하거나 아이가 어리다면 셀로판지로 끝 부분을 장식한 이쑤시개에 작은 과일 조각들을 끼워 미니 과일 꼬치를 만들어 줄 수도 있다. 수박 위에 포도나 블루베리, 딸기 등으로 장식하고 초를 꽂으면 멋진 생일 케이크가 된다.

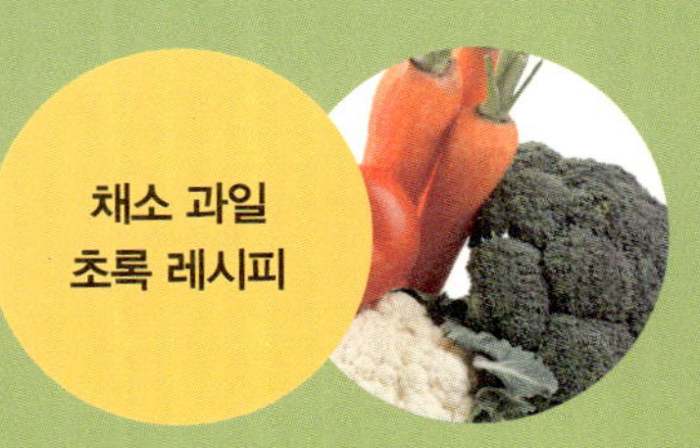

※주: 1큰술=1Tbsp=15ml, 1작은술=1tsp=5ml

 구운 채소 프리타타

· 4인 분량

재료 익혀서 다진 채소 1/2컵, 주사위 모양으로 썬 식빵 1/2컵, 계란 4개, 저지방 우유 1/4컵, 소금 · 후춧가루 약간, 다진 치즈(체다 또는 모짜렐라) 1/2컵, 바질 약간

1. 채소와 식빵 조각을 섞어서 오븐용 팬의 바닥에 깐다.
2. 그릇에 분량의 계란, 우유, 소금, 후춧가루를 넣어 거품기로 섞은 후 1에 붓는다.
3. 2에 치즈와 바질을 뿌린다.
4. 180℃로 예열한 오븐에 20분간 굽는다.

 채소 피자

· 4~6인 분량

재료 브로콜리 1컵, 올리브유 2큰술, 양송이 2컵, 다진 마늘 1쪽 분량, 빨강 또는 노랑 파프리카 1/2개, 바질 1/2작은술, 소금 · 후춧가루 약간, 통밀 피자 빵 1개(500g), 토마토 소스(또는 스파게티 소스) 2/3컵, 다진 치즈(모짜렐라) 1컵

1. 양송이는 슬라이스하고, 브로콜리는 썰어서 끓는 물에 1분간 데친다.
2. 달군 프라이팬에 올리브유를 두르고 양송이, 마늘, 파프리카, 바질, 소금, 후춧가루를 넣어 부드러워질 때까지 볶은 후 불을 끄고 브로콜리도 넣는다.
3. 피자 빵을 4등분한 후 토마토 소스를 바른 후 2를 붓고 치즈를 뿌린다.
4. 피자 팬에 기름을 바른 후 3을 올려서 200℃로 예열한 오븐에 넣고 20분간 굽는다.

참치 채소 토르티야

·4인 분량

재료 참치 캔 1개(170g), 저지방 마요네즈 2큰술, 무가당 요구르트 1큰술, 다진 오이 피클 1큰술, 후춧가루 약간, 양상추 2장, 통밀 토르티야(지름 25cm) 2장, 슬라이스한 오이 1/3컵, 당근 1/2개, 아보카도 1/2개

1. 참치는 기름을 따라 내고, 당근은 다진다. 아보카도와 오이는 얇게 썰어서 준비한다.
2. 그릇에 분량의 참치, 마요네즈, 요구르트, 오이 피클, 후춧가루를 넣어 섞는다.
3. 토르티야 위에 양상추를 깔고 2와 오이, 당근, 아보카도를 얹은 후 돌돌 말아 완성한다.

양상추 닭고기 쌈

·8개 분량

재료 식용유 4작은술, 현미 식초 1큰술, 저염 간장 1작은술, 참기름 1작은술, 다진 생강 1/2작은술, 꿀 1/2작은술, 소금·후춧가루 약간, 익혀서 다진 닭고기(또는 작은 새우살) 1컵, 방울토마토 1컵, 다진 오이 1/2컵, 당근 1개, 쪽파 1줄기, 양상추 8장

1. 당근과 파는 다지고, 방울토마토는 반으로 잘라 준비한다.
2. 큰 그릇에 식용유, 식초, 간장, 참기름, 생강, 꿀, 소금, 후춧가루를 넣어 섞는다.
3. 2에 닭고기, 토마토, 오이, 당근, 파를 넣어 가볍게 섞는다.
4. 양상추 잎에 3을 한 수저 올리고 쌈을 싸서 먹는다.

땅콩 소스 채소 파스타

 **재료** 길이가 짧은 파스타 2컵, 파프리카 1/2개, 당근 1개, 마늘 1쪽, 땅콩버터 1/2컵, 간장 2큰술, 레몬 즙 1큰술, 참기름 2작은술, 다진 오이 1컵, 파 1개, 소금·후춧가루 약간

·3~4인 분량

1. 파프리카와 당근은 채 썬다. 마늘, 파는 다지고, 땅콩버터는 알갱이가 없는 것으로 준비한다.
2. 큰 냄비에 파스타를 넣고 삶는다. 파스타가 완전히 익기 몇 분 전, 파프리카와 당근을 넣어 같이 익힌다.
3. 2의 물기를 뺀다.
4. 그릇에 분량의 다진 마늘, 땅콩버터, 간장, 레몬 즙, 참기름을 넣고 섞는다.
5. 4에 3을 넣고 가볍게 섞은 후 오이와 파, 소금, 후춧가루를 넣어 마무리한다.

애호박 스틱

 **재료** 빵가루 3/4컵, 파르메산 치즈 가루 1/4컵, 마늘 가루 1/2작은술, 세이지 가루(허브의 일종) 1/2작은술, 소금 1/4작은술, 후춧가루 1/4작은술, 계란 2개, 애호박 3개, 식용유 1/4컵

·60개 분량

1. 애호박은 가로 1cm, 세로 7.5cm의 막대 모양으로 준비한다.
2. 팬에 유산지를 깐 후 가볍게 기름칠을 한다.
3. 그릇에 빵가루, 파르메산 치즈 가루, 마늘 가루, 세이지 가루, 소금, 후춧가루를 넣어 잘 섞는다.
4. 다른 그릇에 계란을 가볍게 저어 가며 푼다.
5. 1의 애호박을 4에 넣었다가 3을 묻힌다.
6. 2에 5를 올리고 200℃로 예열한 오븐에 10분간 굽는다. 팬의 앞뒤를 돌려 다시 10분간 더 굽는다.

 시금치 양송이 라자니아 롤

· 8개 분량

재료 라자니아 8장, 시금치 300g, 다진 저지방 코티지 치즈 1컵, 파르메산 치즈 가루 2큰술, 소금 · 흐춧가루 약간, 다진 저지방 모짜렐라 치즈 3/4컵

소스 토마토 통조림 1캔(800ml), 올리브유 1큰술, 양파 1개, 마늘 2쪽, 슬라이스한 양송이 3컵, 오러가노 가루 1작은술, 소금 1/4작은술, 후춧가루 1/4작은술

1. 양파와 마늘은 다져서 준비하고, 토마토는 통조림에서 꺼내 으깬다.
2. 기름을 두른 프라이팬에 양파, 마늘, 양송이, 오레가노, 소금, 후춧가루를 넣고 중불에서 8분간 더 볶는다.
3. 2에 토마토를 넣고 끓기 시작하면 불을 줄여 10분간 걸쭉하게 더 끓여 토마토 소스를 완성한다.
4. 끓는 물에 라자니아를 삶은 후 찬물에 헹궈 한 장씩 펼쳐 물기를 제거한다.
5. 시금치를 삶아 물을 꼭 짜서 다진 후 그릇에 담고 코티지 치즈, 파르메산 치즈, 소금, 후춧가루를 넣어 섞는다.
6. 오븐용 그릇에 토마토 소스의 1/2을 넣고 4의 라자니아를 넣어 소스를 묻힌다.
7. 6 위에 5를 올린 후 돌돌 만다.
8. 7 위에 나머지 토마토 소스를 붓고 모짜렐라 치즈를 뿌린 후 알루미늄 포일로 덮는다.
9. 8을 오븐에 넣고 190℃에서 30분간 굽는다.

 바나나 볼

· 30회 분량

재료 땅콩버터 2컵, 코코아 가루 1/2컵, 으깬 바나나 1/2컵, 바닐라액 4작은술, 맥아분 적당량

1. 그릇에 땅콩버터, 코코아 가루, 으깬 바나나, 바닐라 액을 섞는다.
2. 1을 동그랗게 빚은 후 맥아분에 굴린다.
3. 2를 냉장고에 1시간 이상 두었다가 먹기 직전에 꺼낸다.

연어랑 채소랑

재료 감자 1/2개, 올리브유 1/2작은술, 연어살 125g, 파 1개, 파프리카 3~4개, 레몬 즙 1/2작은술, 다진 파슬리 1/2작은술, 소금 약간

·2인 분량

1. 감자와 파, 파프리카는 다지고, 연어살은 슬라이스한다.

2. 끓는 물에 감자를 넣어 5분 정도 삶은 후 건진다.

3. 오븐 팬에 알루미늄 포일을 깔고 중심부에 올리브유를 바른 후, 연어살을 올린다. 그 위에 감자, 파, 토마토, 파프리카를 얹은 후 레몬 즙, 파슬리, 소금을 골고루 뿌린다.

4. 포일을 접어 내용물을 단단히 감싼 후 220℃로 예열한 오븐에 15분간 굽는다.

닭고기랑 채소랑

재료 닭다리 8개(또는 닭가슴살 4개), 감자 3개, 당근 2개, 마늘 1쪽, 식용유 2큰술, 소금 1작은술, 후춧가루 1/2작은술, 다진 파슬리 1작은술

·4인 분량

1. 닭다리는 껍질과 기름을 제거한다. 감자는 8등분하고, 당근은 5cm 두께로 썰고, 마늘은 다져서 준비한다.

2. 큰 그릇에 닭고기, 감자, 당근, 마늘, 식용유, 소금, 후춧가루를 넣어 가볍게 섞은 후 파슬리를 뿌린다.

3. 오븐 팬에 2를 올리고 180℃로 예열한 오븐에 1시간 동안 굽는다.

시금치 딸기 샐러드

 시금치 150g, 양상추 2컵, 딸기 2컵, 참깨 2큰술

 올리브유 2큰술, 식초 2큰술, 설탕 1큰술

·8인 분량

1. 시금치와 양상추는 한입 크기로 찢고, 딸기는 슬라이스한다.

2. 샐러드 그릇에 시금치, 양상추, 딸기를 넣어 가볍게 섞은 후 참깨를 뿌린다.

3. 작은 그릇에 올리브유, 식초, 설탕을 넣고 섞어서 2와 함께 낸다.

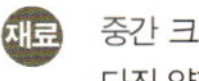 디럭스 코우슬로

·20인 분량

재료 중간 크기 양배추 1개, 셀러리 1줄기, 당근 1개, 다진 양파 2큰술

드레싱 마요네즈 1컵, 저지방 우유 2큰술, 레몬 즙 2큰술, 황설탕 1큰술, 소금 1/2작은술, 후춧가루 1/4작은술

1. 양배추는 작게 썰고, 셀러리는 슬라이스한다. 당근은 작게 썰고, 양파는 다진다.
2. 작은 그릇에 드레싱 재료를 넣어 잘 섞는다.
3. 큰 그릇에 양배추, 셀러리, 당근, 양파를 넣어 가볍게 섞는다.
4. 2와 3을 잘 섞어 1시간 이상 냉장 보관 후 그릇에 담는다.

 브로콜리 밥 캐서롤

·6인 분량

재료 밥 2공기, 브로콜리 2개, 양파 작은 것 1개, 계란 2개, 저지방 우유 375ml, 소금 1/2작은술, 후춧가루 1/4작은술, 육두구 가루 1/4작은술, 파르메산 치즈 가루 1/4컵

1. 양파는 다지고, 브로콜리는 작게 썰어 끓는 물에 데친다
2. 1의 양파와 브로콜리, 밥을 함께 섞어 기름칠한 오븐용 그릇에 담는다.
3. 작은 그릇에 계란, 우유, 소금, 후춧가루, 육두구를 넣고 거품 나듯 섞는다.
4. 3을 2에 붓고 그 위에 치즈를 뿌린다.
5. 180℃로 예열한 오븐에 4를 넣고 35분간 굽는다.

 사과 크림

·10회 분량

재료 계란 흰자 2개, 사과 소스 1컵, 꿀 1큰술

1. 계란 흰자를 거품이 나도록 젓는다.
2. 1에 사과 소스와 꿀을 섞어 휘핑크림 대용으로 사용한다.

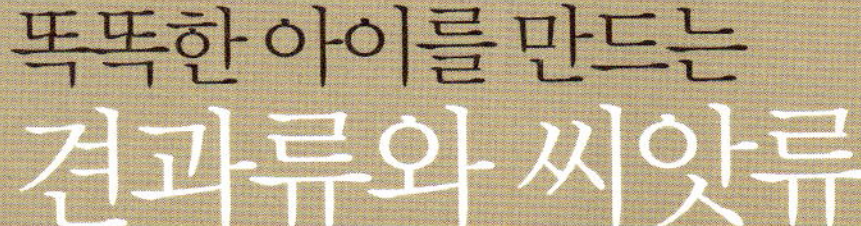

똑똑한 아이를 만드는
견과류와 씨앗류

하루 한 줌 견과류

호두는 인간이 발견한 나무 열매 중 가장 오래된 견과류로 두뇌 발달에 좋은 DHA 전구체를 많이 함유하고 있다. 잣은 예로부터 식용은 물론 약용으로도 사용했으며, 해바라기 씨에도 몸에 좋은 불포화 지방산이 풍부하다. 오랜 기간 사람들은 견과류나 씨앗류에서 많은 영양분을 얻었다. 은행, 피스타치오, 피칸, 캐슈너트, 헤즐넛, 마카다미아 등 나무에서 얻을 수 있는 씨앗류의 종류는 끝이 없다.

미국의 시사 주간지 《타임》에서는 견과류를 10대 건강 식품 중 하나로 선정했는데, 견과류에는 단가 불포화 지방산(Monounsaturated Fatty Acids, MUFA)과 오메가3 지방산, 아미노산(아르기닌), 비타민 E와 B, 아연, 마그네슘 등 무기질이 풍부하기 때문이다. 단가 불포화 지방산은 LDL 콜레스테롤(혈관에 지방을 쌓이게 해 염증을 일으키고 혈관을 점점 좁아지게 만듦으로써 동맥 경화를 일으키는 원인이 되는 물질) 농도를 낮추어 주는 대신, 혈액 순환을 원활하게 하고 심혈관 질환을 예방하는 '혈관 청소부'인 HDL 콜레스테롤 농도는 높이는 역할을 한다.

견과류에 함유된 비타민 E와 B는 뇌 신경 전달 물질 생성을 촉진하고 뇌세포를 파괴하는 호모시스테인의 농도를 낮춰 치매 예방에 도움이 된다. 아연은 백혈구 생성을 촉진함으로 면역력을 향상시키고, 마그네슘은 혈압 조절 효과가 있다.

하버드 보건 대학원의 연구에 따르면 주 5회 이상 견과류를 먹은 여성들이 견과류를 거의 먹지 않는 여성들에 비해 심장 마비 발생률이 35%가량 낮았다. 또 컬럼비아 대학의 연구에 의하면 1주일에 2~4차례씩 견과류를 먹은 여성들은 전혀 먹지 않은 여성에 비해 관상 동맥 질환 위험이 절반 이하였다고 밝혔다.

견과류는 지방의 함량이 높아 일단 껍질을 벗긴 후에는 산패가 급속히 진행되어 맛과 향이 변질되기 쉽다. 그러므로 신선한 제품을 껍질째 소량씩 구매하여 먹기 직전에 껍질을 벗겨 먹는 것이 좋다. 껍질을 이미 벗긴 견과류라면 직사광선을 피해 냉장 또는 냉동 보관하는 것이 좋다. 견과류를 구입할 때 또 한 가지 주의할 점은 설탕이나 소금으로 조미하지 않은 자연 그대로의 제품을 사야 한다는 것이다. 견과류의 좋은 점을 취하려다 오히려 나트륨을 과다 섭취할 수 있기 때문이다. 견과류도 너무 많이 먹으면 살이 찔 수 있으므로 하루 한 줌 정도 일주일에 3번이 적당하다.

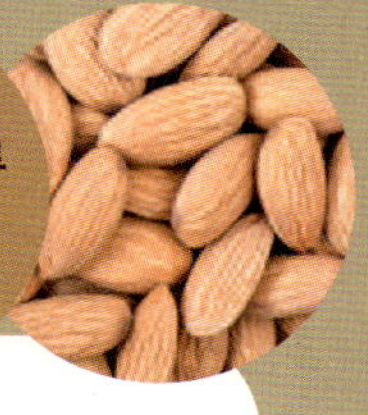

🌱 촉촉한 시리얼

재료 시리얼(저당 무즐리 등) 5큰술, 건포도 1큰술, 요구르트 2큰술, 잘게 썬 아몬드(또는 호두) 1큰술, 슬라이스한 딸기 2큰술, 올리고당 적당량

· 2인 분량

모든 재료를 골고루 섞어 적당하게 촉촉해지면 2~3분 후 먹는다.

🌱 시리얼 해바라기 씨 쿠키

재료 오트밀 200g, 아몬드 50g, 해바라기 씨 20g, 무즐리 6큰술, 올리고당 4큰술

· 10인 분량

1. 모든 재료를 잘 섞는다. 오븐 팬에 유산지를 깔고 재료를 적당량 올린다.
2. 170℃로 예열한 오븐에 20분간 구운 후 식힘 망에 식힌다.

🌱 멸치 아몬드 볶음

재료 잔멸치 2컵, 다진 마늘 1작은술, 식용유 1큰술, 카레 1큰술, 아몬드 슬라이스 1/2컵, 올리고당 2큰술

· 10인 분량

1. 프라이팬에 기름을 두르지 않고 멸치를 살짝 볶아 비린내를 없앤 후 다른 그릇에 담는다.
2. 프라이팬에 기름을 두르고 마늘을 볶는다. 올리고당을 넣은 후 1과 아몬드 슬라이스를 넣어 볶는다. 카레를 넣고 한 번 더 볶는다.

🌱 아몬드 찹쌀떡

재료 찹쌀가루 500g, 베이킹다우더 12g, 저지방 우유 160g, 저지방 요구르트 50g, 카놀라유 50g, 계란 2개, 단팥 300g, 아몬드 50g

· 10인 분량

1. 찹쌀가루와 베이킹파우더를 체에 내려 준비한다.
2. 다른 그릇에 분량의 우유, 요구르트, 카놀라유, 계란을 넣고 섞는다.
3. 1과 2를 섞은 후 단팥을 넣는다. 머핀 틀에 기름을 바르고 3을 80% 정도 부은 후 아몬드를 2~3개씩 얹는다. 180℃로 예열한 오븐에 20분간 굽는다.

아몬드 쿠키

재료 박력분 125g, 아몬드 가루 40g, 베이킹파우더 1작은술, 카놀라유 100g, 분말 설탕 50g, 계란노른자 1개, 아몬드 슬라이스 40g

·10인 분량

1. 박력분, 아몬드 가루, 베이킹파우더를 체에 내린다.
2. 다른 그릇에는 분량의 카놀라유와 분말 설탕, 계란노른자를 넣고 골고루 섞는다.
3. 2에 1을 섞은 후 아몬드 슬라이스를 섞는다.
4. 3을 긴 막대 모양으로 만든 후 냉동실에 1시간 동안 넣어 둔다.
5. 4를 0.7cm 두께로 썰어 유산지를 깐 오븐 팬에 적당한 간격을 두고 놓는다.
6. 170℃로 예열한 오븐에 5를 올리고 10~15분간 굽는다.

아몬드 소보로빵

재료 강력분 350g, 설탕 50g, 소금 1/2작은술, 드라이 이스트 5g, 저지방 우유 180g, 계란 1개, 카놀라유 28g
빵 토핑 올리고당 50g, 아몬드 슬라이스 50g
소보로 박력분 100g, 옥수수 가루 50g, 카놀라유 50g, 설탕 75g, 올리고당 35g

·5인 분량

1. 저지방 우유는 따뜻하게 데운다.
2. 반죽기에 강력분, 설탕, 소금, 드라이 이스트, 저지방 우유, 계란을 분량대로 넣고 반죽한다.
3. 반죽이 한 덩어리로 뭉치면 카놀라유를 넣어 5분간 더 반죽한다.
4. 3을 따뜻한 곳에 1시간 동안 두어 1차 발효시킨다.
5. 1차 발효가 끝나고 나면 4를 치대어 가스를 빼고 랩으로 덮어 15분간 그대로 둔다.
6. 5를 밀대로 밀어 팬 크기보다 약간 더 크게 민다.
7. 빵 팬에 살짝 기름칠을 한 후 6을 얹어 가장자리를 살짝 세운 후 올리고당을 바른다.
8. 그릇에 소보로 재료를 분량대로 넣고 손으로 주물러 소보로를 만든다.
9. 7위에 8의 소보로를 뿌린 후 아몬드 슬라이스를 뿌린다.
10. 따뜻한 곳에서 40분 동안 2차 발효시킨 후 180℃로 예열한 오븐에 15~20분간 굽는다.

🌱 홈메이드 땅콩버터

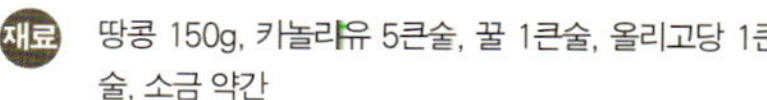

·5~7인 분량

푸드 프로세서에 모든 재료를 넣고 돌린다.

🌱 땅콩 머핀

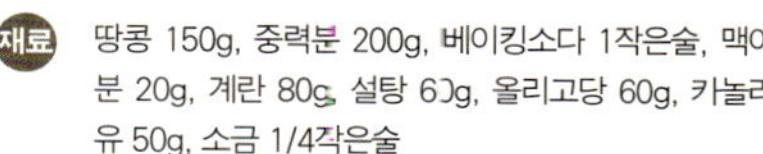

·8인 분량

1. 땅콩을 170℃의 오븐에 5분간 구워 식힌 후 다진다.
2. 중력분, 베이킹소다를 체에 내린 후 맥아분을 섞는다.
3. 큰 그릇에 2와 나머지 재료를 모두 섞는다.
4. 머핀 틀에 3을 80% 정도 담는다.
5. 180℃로 예열한 오븐에 15~20분간 구워 완성한다.

🌱 땅콩 과일 샐러드

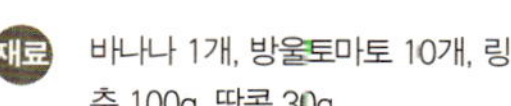

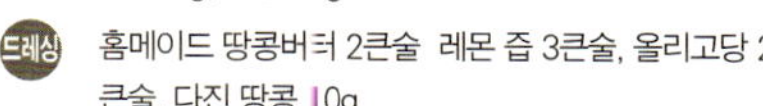

·2인 분량

1. 모든 재료를 먹기 좋은 크기로 썬 후 골고루 섞어 그릇에 담는다.
2. 작은 그릇에 분량의 드레싱 재료를 넣고 섞는다. 1에 올려 마무리한다.

🌱 땅콩 조림

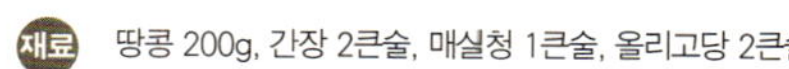

·10인 분량

1. 물에 불린 땅콩을 냄비에 넣어 끓인다.
2. 1에 간장과 매실청을 넣고 약불에서 물이 반으로 줄 때까지 졸인 후 올리고당을 넣어 더 졸인다.

맛보다 건강,
로하스 1일 식단 짜기

로하스 식단을 시작하다

엄마들은 매일 아이를 위해 식단을 짜느라 고민이다. 그러나 영양 균형을 이루는 로하스 식생활은 크게 어렵지 않다. 현미, 잡곡밥 등 도정을 덜한 '통곡류'를 위주로 한 두부, 콩, 나또, 계란, 생선, 살코기의 '단백질 식품', 다양한 색상과 종류의 '채소와 과일'을 적정량 담아 식사를 준비하고, 중간에 견과류나 하루 한두 잔 두유나 요구르트 등을 간식으로 먹으면 된다.

예를 들어 밥 2/3공기 + 단백질 반찬 1~2접시 + 채소 반찬 2~3접시로 매 끼니를 준비하고, 중간 중간 간식으로 견과류 한 줌 + 과일 1개 + 두유나 요구르트 1잔을 마신다. 그리고 물은 6~8잔 충분히 마시면 이것이 곧 건강한 로하스 식단이 된다. 하단 일러스트를 실제 구성하면 우측의 사진과 같다. 식사 구성을 보다 쉽게 도식화한 것으로, 적정한 크기의 그릇에 통곡류와 고기, 생선, 계란, 콩류의 단백질 식품, 채소와 과일을 1:1:2의 비율로 담아 어렵지 않게 균형식을 만드는 법을 알려 주고 있다.

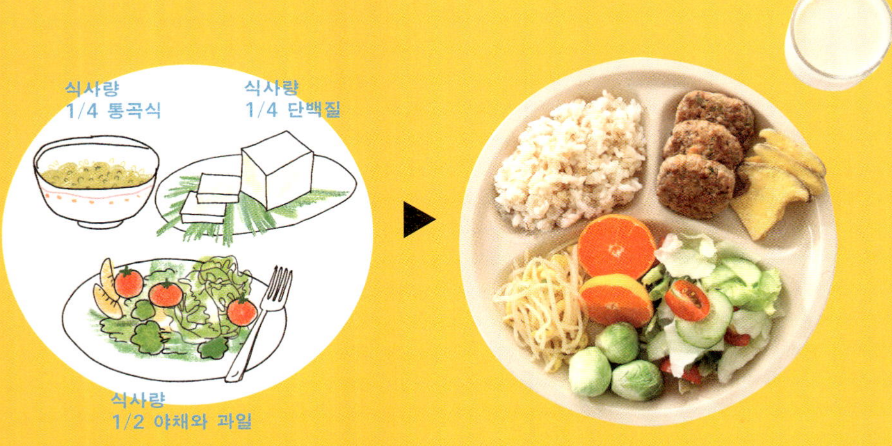

아이와 어른의 하루 식사 권장량 비교

성인과 유아는 음식을 섭취하는 양이 다르다. 곡류 · 고기/생선/계란/콩류 · 채소류 · 과일류 · 우유/유제품 · 유지/당류 등 대표적인 식품군 비교 사진을 보고 아이에게 적당한 섭취량을 제공하자.

		성인	유아
현미밥		210g	105g
고등어		60g	40g
두부		80g	40g
채소(시금치)		70g	35g
과일(사과)		100g	50g

일주일 유아 식단 예시(만 3~5세, 1,400kcal)

월요일~금요일까지의 유아용 식단을 제시한다. 화요일과 목요일은 레시피도 있으니 직접 만들어 보자.
식단은 유아 1인분 기준이지만, 레시피는 조리 편의상 3~4인 분을 기준으로 한다.

		월			화		
	음식명	주재료명	분량(g)	음식명	주재료명	분량(g)	
아침	보리밥	보리밥	105	통밀 빵 참치 샌드위치	통밀 빵	70	수
	미역국	불린 미역	30		참치	30	시금
		쇠고기	10		계란	30	
	잔멸치 호두 볶음	잔멸치	10		다진 오이 피클	15	새송
		호두	5		다진 양파	15	
	호박 나물	애호박	35		마요네즈	15	나
	오이소박이	오이	30	두유 양송이 수프	두유	100	
					양송이	20	
					양파	20	
				사과	사과	50	
점심	두부 김밥	밥	105	잔멸치 채소 주먹밥	밥	105	차
		두부	40		잔멸치	15	유부
		계란	30		양파	20	닭
		오이	20		당근	15	
		당근	15	팽이버섯 된장국	팽이버섯	15	
		김	2		된장	10	
	단무지	무	20	요구르트 드레싱 양상추 샐러드	호상 요구르트	50	
					양상추	20	
					오이	15	
					방울토마토	50	
저녁	쌀밥	쌀밥	105	보리밥	보리밥	105	오
	치킨 너겟	닭안심	40	두부 떡갈비	두부	40	
		밀가루	6		쇠고기	30	
		계란	20		양파	15	
		빵가루	20		파	5	
	깻잎나물	깻잎	35	콩나물무침	콩나물	35	양ㅂ
	무생채	무	35	미역 오이 초무침	생미역	20	
					오이	10	
간식	삶은 고구마		130(1/2개)	검은콩 백설기		65	ㅂ
	우유		200	우유		200	
	수박		100	채소 스틱	오이	20	단호ㅂ
	치즈		20		노랑 파프리카	20	
	채소 라이스 페이퍼 쌈	라이스페이퍼	10(2장)		호상 요구르트 딥	50	
		볶은 당근	30				
		볶은 애호박	30				
		볶은 표고버섯	20				

<table>
<tr><th colspan="5">목</th><th colspan="3">금</th></tr>
<tr><th>료명</th><th>분량(g)</th><th>음식명</th><th>주재료명</th><th>분량(g)</th><th>음식명</th><th>주재료명</th><th>분량(g)</th></tr>
<tr><td>밥</td><td>125</td><td>닭죽</td><td>닭고기
쌀</td><td>30
45</td><td>찰현미밥</td><td>찰현미밥</td><td>105</td></tr>
<tr><td>란</td><td>60</td><td></td><td></td><td></td><td>연두부 채소찜</td><td>연두부</td><td>40</td></tr>
<tr><td>치</td><td>35</td><td>아스파라거스
건새우 볶음</td><td>아스파라거스
건새우</td><td>20
7</td><td></td><td>당근
양파</td><td>10
10</td></tr>
<tr><td>이</td><td>15</td><td>단호박 샐러드</td><td>단호박</td><td>30</td><td>쇠고기 장조림</td><td>쇠고기
메추리알</td><td>20
20</td></tr>
<tr><td>김치</td><td>30</td><td>배추김치</td><td>배추김치</td><td>20</td><td>청포묵 무침</td><td>청포묵
김</td><td>50
2</td></tr>
<tr><td></td><td></td><td>귤</td><td>귤</td><td>50</td><td></td><td>미나리</td><td>20</td></tr>
<tr><td>밥</td><td>125</td><td>두부 미트볼
스파게티</td><td>스파게티
토마토 소스
두부
쇠고기</td><td>50
100
40
30</td><td>카레
라이스</td><td>밥
쇠고기
감자
당근
양파
카레 소스</td><td>105
30
40
15
25
30</td></tr>
<tr><td>부</td><td>20</td><td></td><td></td><td></td><td></td><td></td><td></td></tr>
<tr><td></td><td>50</td><td>양배추 샐러드</td><td>양배추
당근
옥수수
마요네즈</td><td>25
10
10
15</td><td>브로콜리
참치 전</td><td>브로콜리
참치
계란</td><td>30
20
20</td></tr>
<tr><td>파
자</td><td>20
20
30</td><td></td><td></td><td></td><td></td><td></td><td></td></tr>
<tr><td></td><td>2</td><td></td><td></td><td></td><td>오이 피클</td><td>오이</td><td>35</td></tr>
<tr><td>기</td><td>20</td><td></td><td></td><td></td><td></td><td></td><td></td></tr>
<tr><td>기</td><td>125
30
20
40
20
30</td><td>차조밥</td><td>차조밥</td><td>105</td><td>기장밥</td><td>기장밥</td><td>105</td></tr>
<tr><td>자
자
고
산</td><td></td><td>쇠고기 뭇국</td><td>쇠고기
무</td><td>10
20</td><td>콩 비지찌개</td><td>콩비지
돼지고기
양파
김치</td><td>40
20
20
20</td></tr>
<tr><td>추</td><td>35</td><td>꽁치 카레 구이</td><td>꽁치
카레</td><td>40
5</td><td>오징어 불고기</td><td>오징어
양파</td><td>30
20</td></tr>
<tr><td></td><td></td><td>새송이버섯 전</td><td>새송이버섯
계란</td><td>20
10</td><td>콩나물 잡채</td><td>콩나물
당근
피망</td><td>20
20
10</td></tr>
<tr><td></td><td></td><td>상추 겉절이</td><td>상추
오이</td><td>20
10</td><td>백김치</td><td>백김치</td><td>20</td></tr>
<tr><td></td><td>100</td><td>요구르트</td><td></td><td>100</td><td>식빵 피자</td><td>식빵
치즈
토마토 소스</td><td>50
20
10</td></tr>
<tr><td></td><td>200</td><td>치즈 으깬 감자</td><td>감자
체다 치즈</td><td>130(1개)
20</td><td>우유</td><td></td><td>200</td></tr>
<tr><td>박
치즈</td><td>50
20</td><td>키위</td><td>키위</td><td>80</td><td>채소 스틱</td><td>비트
셀러리
호상 요구르트 딥</td><td>20
20
50</td></tr>
</table>

화요일 식단

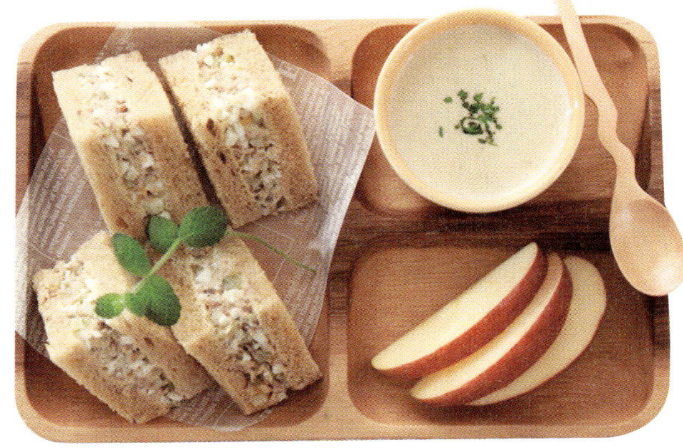

🌱 통밀 빵 참치 샌드위치

 **재료** 통밀 빵 4장, 삶은 달걀 2개, 참치 캔 1개, 다진 오이 피클 2큰술, 다진 양파 2큰술, 마요네즈 적당량

1. 통밀 빵은 겉면이 노릇하게 굽는다.

2. 삶은 달걀의 흰자는 잘게 다지고, 노른자는 체에 내린다. 오이 피클과 양파는 잘게 다지고 참치는 기름기를 뺀다.

3. 2의 다진 재료를 볼에 담아 마요네즈 적당량 넣고 버무려 1의 빵 사이에 넣고 먹기 좋은 크기로 잘라 마무리한다.

🌱 두유 양송이 수프

 **재료** 두유 1개, 다진 양파 1/2컵, 다진 양송이버섯 1컵, 밀가루 약간, 식용유 또는 버터 1큰술

1. 식용유나 버터를 녹인 팬에 다진 양파와 다진 양송이를 넣고 볶는다.

2. 재료가 볶아지면 밀가루를 약간 넣어 볶는다.

3. 날 밀가루가 보이지 않으면 두유를 넣어 저어 가며 끓여 완성한다.

Cooking tip
유아용 수프에는 별도의 간을 하지 않는다. 간이 필요하면 소금을 약간만 넣는다.

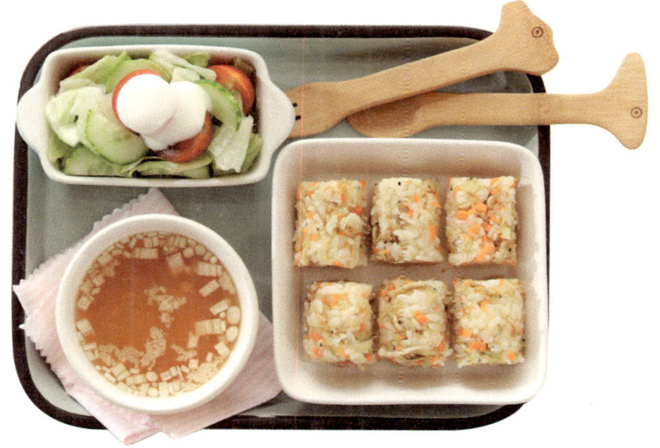

잔멸치 채소 주먹밥

재료 밥 2공기, 잔멸치 /2줌, 다진 양파 4큰술, 다진 당근 3큰술, 참기름 1작은술, 소금 적당량, 식용유 적당량

1. 식용유를 두른 팬에 잔멸치를 노릇하게 볶는다. 여기에 잘게 다진 양파와 당근을 함께 볶는다.
2. 밥에 1의 볶은 재료를 넣고 참기름을 약간 둘러 한입 크기로 뭉쳐 완성한다.

팽이버섯 된장국

 **재료** 팽이버섯 1개, 된장 1큰술, 멸치 육수 적당량

1. 멸치 육수를 끓여 국물이 끓어오르면 된장을 약간 넣는다.
2. 잘게 썬 팽이버섯을 넣고 한소끔 끓여 완성한다.

요구르트 드레싱 양상추 샐러드

 **재료** 양상추 1/2통, 오이 1/2개 방울토마토 1컵
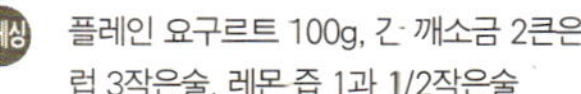 **드레싱** 플레인 요구르트 100g, 깨소금 2큰술, 아가베 시럽 3작은술, 레몬 즙 1과 1/2작은술

1. 분량의 재료를 섞어 요구르트 드레싱을 만든다. 양상추는 한입 크기로 손으로 뜯어 찬물에 잠시 담근다. 오이는 얇게 슬라이스하고 방울토마토는 4등분한다.
2. 준비한 채소를 그릇에 담고 요구르트 드레싱을 얹어 완성한다.

Cooking tip
유아용은 요구르트에 별도의 간을 하지 않는다. 간이 필요하면 레몬 즙과 소금을 약간 넣고 섞으면 새콤한 드레싱을 만들 수 있다.

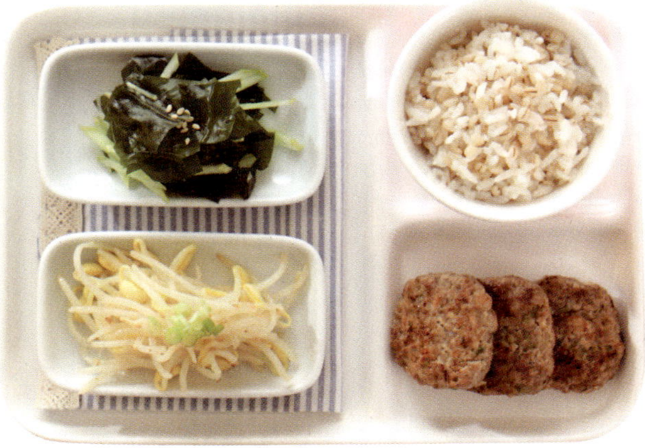

🌱 두부 떡갈비

재료 다진 쇠고기 1컵, 두부(부침용) 1/2모, 다진 양파 3큰술, 다진 파 1큰술, 참기름 1작은술, 소금 약간, 후춧가루 약간, 식용유 1큰술

1. 다진 쇠고기는 종이 타월에서 핏물을 빼고 두부는 칼등으로 으깬 후 면 보자기로 감싸 물기를 꼭 짠다.
2. 그릇에 소고기와 두부, 다진 양파, 다진 파를 넣고 참기름과 소금, 후춧가루를 약간 넣어 고루 치대 한입 크기로 빚는다.
3. 2를 식용유를 두른 팬에 앞뒤로 노릇하게 구워 완성한다.

🌱 콩나물 무침

재료 콩나물 1/2봉지, 다진 파 1작은술, 참기름 1/2작은술, 다진 마늘 1작은술, 소금 약간

1. 콩나물을 냄비에 끓여 둔다.
2. 콩나물이 익으면 꺼내어 소금, 참기름, 다진 파, 다진 마늘을 넣고 버무려 완성한다.

🌱 미역 오이 초무침

재료 미역 2줌, 오이 1/2개, 식초 1큰술, 설탕 1큰술, 소금 약간

1. 생미역은 끓는 물에 살짝 데쳐 찬물에 헹군 후 한입 크기로 썬다.
2. 오이는 얇게 슬라이스한다.
3. 식초, 설탕 동량을 섞은 후 소금으로 살짝 간해 양념장을 만들어 오이와 미역에 넣고 버무려 완성한다.

목요일 식단

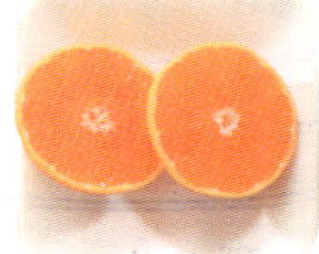

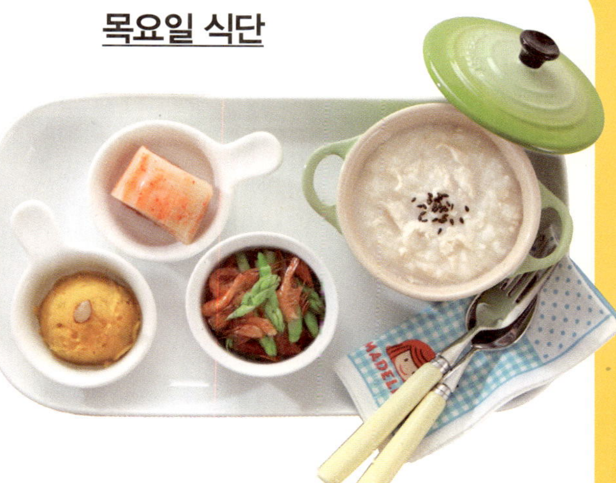

닭죽

 **재료** 닭 1마리, 대파 1개, 마늘 1/2컵, 통후춧가루 1큰술, 쌀 1컵, 참기름 1큰술, 흑임자 약간

1. 닭고기는 대파와 마늘, 통후춧가루를 넣고 푹 삶은 후 국물은 면 보자기에 밭쳐 준비하고 닭살은 잘게 찢어 준비한다. 불린 쌀은 절구에 찧어 준비한다.
2. 불린 쌀을 참기름을 둘러 볶다가 닭고기와 닭 육수를 넣고 끓여 쌀이 풀어지도록 끓인 후 흑임자를 뿌려 완성한다.

Cooking tip 간이 필요하면 소금을 약간만 넣는다.

아스파라거스 건새우 볶음

 **재료** 아스파라거스 3대, 건새우 1/2컵, 간장 1/2 작은술, 참기름 1/2작은술, 물엿 약간

1. 건새우는 식용유를 두른 팬에서 노릇하게 볶는다. 여기에 한입 크기로 자른 아스파라거스를 넣고 함께 볶는다.
2. 간장 약간과 참기름, 물엿을 살짝 넣고 볶아 완성한다.

Cooking tip
아스파라거스는 꽃봉오리 쪽의 영양 성분이 좋으니 꽃봉오리 위주로 섭취하고 줄기 쪽은 감자 필러를 활용해 살짝 벗겨 먹는 게 좋다. 아스파라거스가 없으면 껍질 콩을 활용해도 좋다.

단호박 샐러드

 **재료** 단호박 1/2통, 우유 2큰술

단호박은 찜기로 부드러워질 때까지 찐다. 뜨거울 때 포크로 으깬 후 우유를 조금 섞어 완성한다.

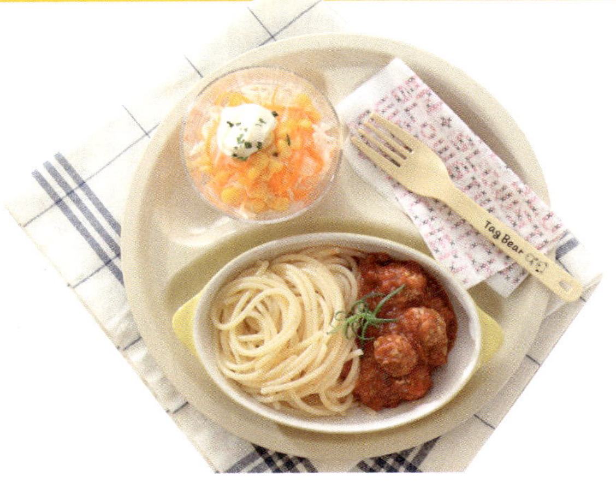

두부 미트볼 스파게티

 **재료** 스파게티 면 적당량, 다진 쇠고기 1/2컵, 두부 1/2모, 소금 약간, 후춧가루 약간, 식용유 1큰술

1. 다진 쇠고기는 종이 타월에 핏물을 빼고 두부는 칼등으로 으깬 후 면 보자기로 감싸 물기를 꼭 짜서 준비한다.
2. 그릇에 소고기와 두부를 넣고 소금, 후춧가루를 약간 넣어 고루 치대 한입 크기의 볼을 만든다.
3. 식용유를 두른 팬에 2의 미트볼을 넣고 굴리면서 노릇하게 익힌다.
4. 토마토 소스를 끓인다. 끓어오르면 익힌 미트볼을 넣고 한소끔 끓인다.
5. 그릇에 삶은 스파게티 면을 담고 4의 소스를 뿌려 완성한다.

양배추 샐러드

 **재료** 양배추 1/2통, 당근 1/3개, 옥수수(통조림) 2큰술, 마요네즈 약간

1. 양배추는 양배추 칼이나 감자 필러를 이용해 가늘게 채 썰어 찬물에 잠시 담근다.
2. 당근은 곱게 채 썰고 통조림 옥수수는 물기를 빼서 준비한다. 준비한 채소를 섞어 담고 마요네즈를 약간 뿌려 완성한다.

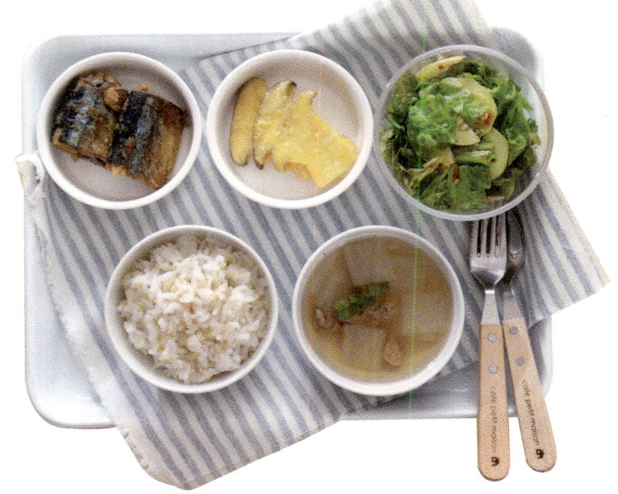

🌿 꽁치 카레 구이

재료 꽁치 1마리, 카레 가루 적당량, 밀가루 적당량

1. 꽁치는 작게 썰어 물기를 빼서 준비한다.

2. 카레와 밀가루를 섞은 후 꽁치를 넣고 골고루 묻힌다.

3. 기름을 넉넉히 두른 팬에 2를 구워 완성한다.

🌿 새송이버섯 전

재료 새송이버섯 2개, 계란 1개, 밀가루 적당량, 식용유 1큰술

1. 새송이버섯은 모양을 살려 0.4cm 두께로 썬다.

2. 밀가루와 계란 물을 순서대로 묻힌다.

3. 식용유를 두른 팬에 앞뒤로 노릇하게 구워 완성한다.

Cooking tip 간을 해야 하면 계란 물에 소금 간을 약간 한다.

🌿 상추 겉절이

재료 상추 150g, 간장 1작은술, 설탕 1작은술, 식초 1작은술, 참기름 1/2작은술, 마늘 1큰술, 고춧가루 약간, 깨소금 약간

1. 상추는 한입 크기로 뜯고 오이는 얇게 슬라이스한다.

2. 참기름, 간장, 식초, 설탕, 깨소금, 고춧가루를 넣고 고루 섞는다.

3. 준비한 채소에 버무려 완성한다.

Cooking tip
고춧가루는 약간만 넣어 아이가 서서히 맛에 적응할 수 있게 하는 것이 좋다.

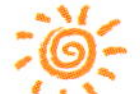